먹으면 약이 되는 **효소**

먹으면 약이 되는 **효소**

2판 1쇄 인쇄 ┃ 2021년 12월 5일
2판 1쇄 발행 ┃ 2021년 12월 15일

펴낸이 ┃ 이현순
지은이 ┃ 호소야 에이키치(細谷英吉)
편역자 ┃ 박근영
펴낸곳 백만문화사 ┃ **주소** 서울 마포구 독막로 28길 34(신수동)
전화 ┃ 02)325—5176 **팩스** 02)323—7633
신고번호 ┃ 제2013—000126호
e—mail ┃ bmbooks@naver.com
홈페이지 ┃ www.bm—books.com

Translation Copyright 2021 by BAEKMAN Publishing Co.
Printed & Manufactures in Seoul, Korea

ISBN 978-11-89272-28-9 (13510)
값 16,000원

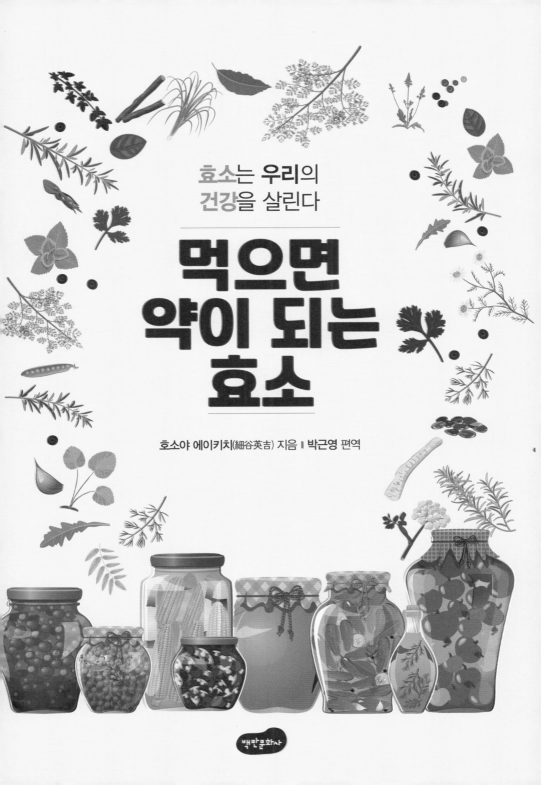

효소는 우리의
건강을 살린다

먹으면
약이 되는
효소

호소야 에이키치(細谷英吉) 지음 ▮ 박근영 편역

백만문화사

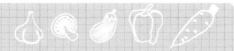

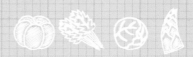

우리의 건강을 지켜주는 효소

보도에 의하면 우리나라 사람들의 평균수명이 여자는 84.5세이며, 남자는 78세이다. 앞으로 더욱 수명이 길어질 전망이다. 문제는 건강하게 사느냐 하는 것이다. 그리하여 오늘날 많은 사람들이 어떻게 해야 건강하게 살 것인가에 대해서 고민하고 연구하고 있다.

건강하게 사는 것은 무엇보다도 영양이 골고루 분포된 식사를 하는 것이다. "밥이 보약이다."라는 말이 있듯이, 하루 세 끼를 제때에 먹는 것이 건강에 첫걸음이다. 그런데 오늘날 식사의 대부분은 밀가루로 만들어진 인스턴트 식품이 아니면 쌀로 된 식사를 주로 한다. 그리하여 나이가 먹으면서 당뇨나 고혈압 등 성인병으로 많은 고생을 한다. 이러한 현상을 고치기 위해서 필요한 것이 바로 효소이다.

효소는 단백질로 이루어져 있다. 그러나 과다 복용했을 때 부작용이 일어나는 동물성 단백질이 아니다. 우리의 건강을 위해서 몸 안에서 작용하는 일꾼을 만드는 재료인 단백질이다. 효소의 본질은 몸 속에서 일어나는 화학 반응의 촉매이다. 따라서 효소는 우리 몸에 없어서는 안 될 요소인 것이다. 그런데 오늘날 많은 사람들이 효소의 가치를 제대로 알지 못하고 있다.

효소는 생명현상을 지탱하는 모든 생화학적 반응의 촉매로, 한 나라의 생명공학 수준은 효소를 얼마나 많이 사용하느냐와 관계된다.

오늘날 효소가 많은 사람들의 입에서 오르내리지만 확실하게, 제대로 아는 사람은 드물다. 그래서 효소가 도대체 어떤 것이냐고 물으면 의외로 대답하지 못하는 사람들이 많다. 따라서 효소를 제대로 알지 못하고 복용하거나, 또 알지 못하기 때문에 복용하지 않는 것이다.

본서의 저자는 효소에 대해서 누구나 알기 쉽게 저술하였다. 효소에 대한 많은 서적들이 출간되었으나 대부분 전문서적으로 일반인들이 이해하기가 어렵거나 제대로 설명하지 못하고 있다.

본서는 효소의 생성과정에서부터 우리가 일반적으로 사용할 수 있도록 만드는 방법에 이르기까지, 이론서가 아닌 실제적으로 도움이 되는 방향으로 저술하였다. 본서를 통해서 많은 사람들이 효소에 대해서 제대로 알고 많이 사용하여 건강한 삶을 유지하기 바란다.

편역자

Part 1

효소액과 효소음료수
만드는 방법

재료는 우리 주위에서 쉽게 구할 수 있는 야채를 위주로
하여 효소를 만드는 방법을 제시하였다.

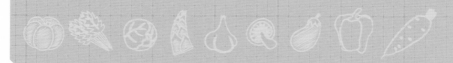

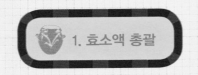

1. 효소액 총괄

① 배합 비율

다듬은 재료를 물기가 없는 큰 그릇에 담고 재료 위에 설탕을 골고루 뿌린다. 설탕의 비율은 보통 재료 1에 설탕 1 정도이다. 그러나 발효 과정에서 물이 특별히 많이 나오는 재료는 1에 설탕을 1~1.5까지의 비율로 늘린다.

배합 비율이 맞지 않을 경우, 설탕이 적을 경우에는 곰팡이가 생기거나 시어질 수 있으며, 알코올이 생긴다. 반면에 설탕 비율이 많으면 발효가 더디지만 쉽게 상하지 않는다.

② 항아리에 채워 넣는다.

설탕에 버무린 재료를 항아리에 차곡차곡 눌러 넣는다. 이 때 엉성하게 넣으면 공기층이 생겨서 곰팡이가 생길 수 있으므로 반드시 꾹꾹 눌러 넣어야 한다.

재료는 항아리에 70% 정도만 넣고 공간을 남겨 두어야 한다. 항아리 입구까지 꽉 채워 넣으면 발효 중간에 가끔 섞을 때 불편하며, 발효가스가 나올 때 효소액이 끓어 넘칠 수가 있다.

③ **공기를 차단한다.**

　맨 윗부분은 완전히 설탕으로 덮어 공기를 차단해야 한다. 그래야 발효 과정에서 곰팡이가 생기지 않는다.

④ **항아리 뚜껑을 덮는다.**

　발효가스가 잘 배출되고 이물질이 들어가지 않도록 마른 광목이나 두꺼운 한지로 항아리 입구를 덮은 다음 고무줄로 꽁꽁 묶어 둔다. 맨 위는 햇빛이 들어오지 않도록 뚜껑을 잘 덮는다.

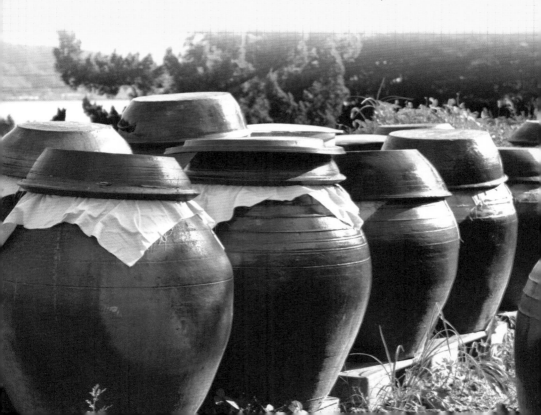

1) 가지 효소액

- 성분

가지는〈본초강목(本草綱目)〉에 의하면
피를 맑게 하고, 통증을 완화하고, 부기를
빼준다고 기록되어 있다. 최근 들어 영양
면에서는 별로 주목을 받지 못한 가지가
암을 억제하는 효과가 다른 채소에 비해
매우 우수한 것으로 나타났다.

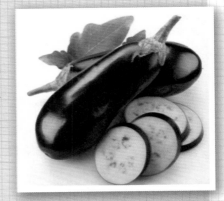

- 만드는 방법

① 가지를 준비하고 다듬는다 : 가지는 유기농으로 재배한 것으로 색이 선명하
고 윤기가 흐르고, 구부러지지 않았으며 모양이 바른 것으로 마르지 않고 싱
싱한 것이 좋다. 부근의 마트나 시장에서 구입할 수 있으나 제철에 나온 것으
로 해야 맛도 좋고 발효액의 양도 많다. 가지를 흐르는 물에 여러 번 깨끗
이 씻은 다음, 흔들어 물기를 최대한 없애고 적당한 크기로 자른다. 둥글둥글
하게 너무 얇지 않게 썰어준다.

② 설탕을 가지와 섞어서 그릇에 담는다 : 설탕과 주재료의 비율을 1대 1로 한다.
비율을 가급적 정확히 하기 위해 다 마른 가지 무게를 저울에 측정한 다음 그
와 같은 무게의 설탕을 넣는다. 썰어놓은 가지와 설탕 60% 정도를 섞어서
용기에 담는다. 이때 꾹꾹 눌러서 설탕과 가지가 잘 섞이도록 해야 발효가 잘
된다. 그 다음 남은 설탕 40%를 전부 그 위에 덮어준다.

③ 나사식 마개가 있는 용기와 그렇지 않은 용기를 사용할 때 : 나사식 마개가 달린 용기에 넣을 때는 용기의 마개를 힘주어 꽉 닫았다가 살짝 열어놓는다. 이렇게 하여 발효과정에서 생기는 가스를 밖으로 배출시키고 초파리가 안으로 들어가지 못하도록 한다. 나사식 마개가 아닌 경우에는 천으로 덮고 끈으로 묶어둔다.

④ 15일 동안 골고루 섞는다 : 보름 후에 재료 위에 부어넣은 설탕이 반 이상 녹으면 용기 밑에 가라앉은 설탕도 동시에 녹도록 매일 위아래로 골고루 섞어준다. 이런 수고를 15일 동안 지속하여 설탕이 다 녹을 때까지 한다.

⑤ 1차 발효된 것을 거른다 : 직사광선이 비치지 않는 곳에 두며, 효소를 처음 담근 날로부터 6개월이 지날 때까지 1차 발효과정이 진행되는 과정을 살핀다. 이 기간에는 재료가 완전히 발효액에 잠기도록 하는 것이 중요하다. 1차 발효가 끝나면 그물망으로 발효액을 걸러서 다른 그릇에 옮겨 담는다.

⑥ 2차 발효는 6개월 동안 지속시키고 숙성시킨다 : 발효액만 다른 그릇에 담아 6개월간 2차 발효 및 숙성시킨다. 1주일에 적어도 한 번씩은 살펴서 곰팡이가 생기지 않는지 살핀다.

⑦ 보관하는 방법과 마시는 요령 : 직사광선을 피하여 실온에 둔다. 효소 발효액과 생수의 비율을 1대 3으로 하여 희석하여 마신다. 숙성이 끝나 더 이상 발효의 진행을 막고 맛을 그대로 유지하기 위해서는 냉장고에 보관한다.

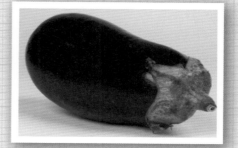

2) 냉이 효소액

- 성분

냉이는 채소 중에서 단백질 함량이 가장 많고, 칼슘과 철분이 풍부하며, 비타민 A의 전구체가 많아 춘곤증 예방에 효가가 있다.

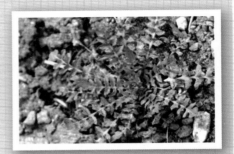

- 만드는 방법

① 냉이를 준비하여 다듬는다 : 냉이는 너무 굵거나 질기지 않은 것으로, 잎의 색이 녹색으로 짙고 잎과 줄기가 별로 크지 않은 것으로 향기가 진한 것이 좋다. 뿌리와 잎, 줄기 모두 효소로 만들 수 있다. 다듬을 때는 흙을 털어내고 누렇게 변한 것은 잘라낸 다음 흐르는 물에 여러 번 씻는다. 씻은 냉이는 가급적 물기가 남아 있지 않도록 한다.

② 설탕과 냉이를 섞어서 그릇에 담는다 : 설탕과 냉이의 비율은 1대 1로 한다. 냉이와 설탕 40%를 혼합하여 그릇에 담는다. 이때 꾹꾹 눌러 주어야 발효가 잘된다. 그 다음에는 남은 설탕을 그 위에 전부 덮는다.

③ 나사식 마개와 그렇지 않은 용기를 사용할 때 : 나사식 마개가 달린 용기는 마개를 꽉 닫았다가 살짝 열어서 발효될 때 생기는 가스가 새나가도록 한다. 마개가 없는 그릇에 담글 때는 천이나 한지로 덮고 끈으로 빈틈없이 묶는다.

④ 15일 동안 골고루 섞는다 : 재료 위에 뿌린 설탕이 반 이상 녹으면 그릇 밑에 가라앉은 설탕도 함께 녹을 수 있도록 매일 위아래로 섞어 준다. 이 과정은

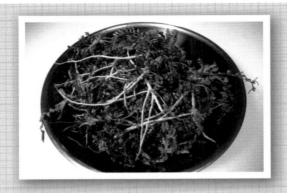

15일 동안 지속해야 하며 그런 과정에 설탕이 전부 녹는다.

⑤ 1차 발효된 것을 거른다 : 냉이 효소는 거의가 물에 잠기게 된다. 직사광선을 피하는 곳에 둔다. 발효는 효소를 처음 담근 날부터 6개월이 지나는 동안 진행된다. 이 기간 동안에는 재료가 발효액에 완전히 잠겨 있는지를 살펴봐야 한다. 왜냐하면 그렇지 않을 경우 곰팡이가 생기고 부패할 수 있기 때문이다. 발효액을 그물망으로 거른 다음 남은 건더기는 식초, 술, 장아찌를 만드는 데 활용할 수 있다.

⑥ 2차 발효는 6개월 동안 지속시키고 숙성시킨다 : 발효액만 다른 그릇에 담아 다시 6개월간 다시 발효와 숙성을 시킨다.

⑦ 보관하는 방법과 마시는 요령 : 직사광선을 피하여 실온에 두고, 효소와 생수의 비율을 1대 3 정도로 하여 마신다. 기호에 따라 생수의 양을 더 늘릴 수 있다. 숙성이 끝난 후 발효가 더 이상 진행되지 않도록 하고 맛을 그대로 유지하고 싶다면 냉장고에 보관하면 된다.

3) 당귀 효소액

- 성분

당귀는 무엇보다도 여성을 위한 약초라고 할 만큼 각종 부인병에 효과적이다. 자궁을 튼튼하게 하고 몸의 물질 대사 및 내분비 기능을 활발하게 한다.

- 만드는 방법

① 당귀를 준비하여 다듬는다 : 당귀는 뿌리, 잎, 줄기 등 전체를 효소로 만들 수 있다. 당귀 잎만으로 효소를 만들 때는 벌레가 먹지 않고 윤기가 흐르는 잎을 골라야 한다. 당귀를 깨끗한 물에 10분 정도 담가 두었다가 흐르는 물에 깨끗이 씻는다. 씻은 당귀를 물기가 없도록 한 다음 큰 것은 적당한 크기로 자른다.

② 설탕을 가지와 섞어서 그릇에 담는다 : 설탕과 당귀를 1대 1 비율로 섞어서 약 60%를 그릇에 담근다. 이때 꾹꾹 눌러주어서 당귀가 설탕에 잘 섞이도록 해야 발효가 잘된다. 그런 다음 나머지 설탕 40%를 위에 덮어 준다.

③ 나사식 마개가 있는 용기와 그렇지 않은 용기를 사용할 때 : 나사식 마개는 꽉 닫았다가 다시 살짝 열어 두어 발효시 생기는 가스를 배출시킨다. 나사식 마개가 아닌 경우에는 헝겊이나 한지로 덮고 끈으로 단단히 묶어 둔다.

④ 15일 동안 골고루 섞는다 : 재료 위에 부어 놓은 설탕이 반 이상 녹으면 그릇 밑에 가라앉은 설탕도 동시에 녹도록 매일 반복해서 골고루 섞어 준다. 보통 15일 정도 지나면 설탕이 거의 녹는다.

⑤ 1차 발효된 것을 거른다 : 당귀 효소는 대부분 봄에 담그게 되므로 직사광선을 파하도록 해야 한다. 처음 담근 날로부터 6개월이 지나면 1차 발효가 시작되는데, 이 때 당귀가 발효액이 전부 잠기도록 한다. 잠기지 않았으면 당귀를 눌러주거나 발효가 끝날 때까지 주 1회 정도 섞어 준다. 1회 발효과정이 끝나면 거름망으로 걸러서 별도의 그릇에 옮긴다.

⑥ 2차 발효는 6개월 동안 지속시키고 숙성시킨다 : 발효액만 별도의 그릇에 담아 다시 6개월간 2차 발효를 하며 숙성시킨다. 이때 주 1회 살펴서 곰팡이가 피지 않았는지 살펴봐야 한다.

⑦ 보관하는 방법과 마시는 요령 : 실온에 두되, 직사광선과 열기는 피한다. 효소를 생수에 1대 3의 비율로 섞어서 마신다. 비율은 기호에 따라 다를 수 있다.

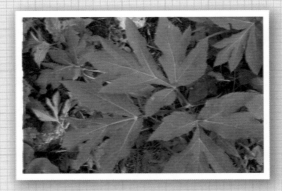

4) 미나리 효소액

- 성분

미나리는 영양면에 서 카로틴 함유량은 호 박의 2배가 넘고, 비타 민 C는 토마토에 맞먹으 며, 철과 구리는 시금치 의 절반에 가깝다. 미나 리의 독특한 향을 내는

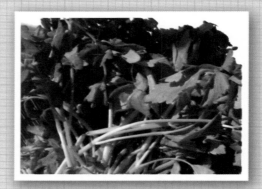

정유성분은 정신을 맑게 하고 피를 깨끗하게 하는 효과가 있다.

- 만드는 방법

① 미나리를 준비하고 다듬는다 : 미나리 효소를 담그기 위해서 미나리를 구입 할 때에는 녹색이 선명하고 줄기가 굵지 않으면서 잎 길이가 비슷한 것을 골 라서 줄기와 잎을 사용한다. 미나리를 다듬을 때는 깨끗한 물에 30분 이상 담갔다가 흐르는 물에 여러 번 깨끗이 씻는다. 특히 논에서 자란 미나리는 물에 오래 담가야 미나리에 있는 이물질이 빠져 나온다.

② 설탕을 미나리와 섞어서 그릇에 담는다 : 설탕과 미나리의 비율은 1대 1로 한 다. 준비한 설탕의 60%를 미나리와 섞어서 그릇에 담는다. 그리고 나서 나 머지 설탕 40%를 그 위에 뿌린다.

③ 나사식 마개가 있는 용기와 그렇지 않은 용기를 사용할 때 : 나사식 마개가

달린 용기에 담글 때는 마개를 꽉 죄었다가 다시 살짝 비틀어 열어준다. 나사식 마개가 아닌 용기는 헝겊이나 한지로 덮은 다음 끈으로 꽉 묶어둔다.

④ 15일 동안 골고루 섞는다 : 재료 위에 부어놓은 설탕이 반 이상 녹으면 용기 밑에 가라앉은 설탕도 함께 녹도록 매일 위 아래를 흔들어서 골고루 섞어 설탕이 다 녹을 때까지 계속한다. 보통 15일 정도 걸린다.

⑤ 1차 발효된 것을 거른다 : 처음 담근 날부터 6개월 동안 발효가 진행되는데, 이 기간에는 미나리가 발효액이 전부 잠기도록 해야 한다. 그래야 곰팡이나 부패를 방지할 수 있다. 만약 잘 잠기지 않았으면 미나리를 눌러서 잠기도록 해야 한다.

⑥ 2차 발효는 6개월 동안 지속시키고 숙성시킨다 : 1차 발효 과정이 끝나면 발효액만 별도의 용기에 담아서 다시 6개월 동안 숙성시킨다. 이 때 곰팡이가 생기지 않는지 자주 점검해야 한다.

⑦ 보관하는 방법과 마시는 요령 : 실온에 두되 직사광선과 열은 피해야 한다. 마실 때는 생수에 1대 3의 비율로 섞어서 마시되, 기호에 따라서 생수의 비율을 늘릴 수도 있다.

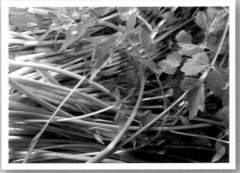

5) 복분자 효소액

- 성분

복분자는 비타민 C의 함유량이 많아 혈액순환에 좋다.

- 만드는 방법

① 복분자 딸기를 준비하여 다듬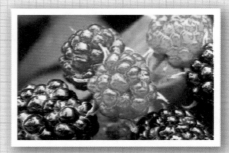
는다 : 복분자는 유기농으로 재
배한 것으로 붉은 색이 선명한
것이 좋다. 복분자를 다듬을 때
는 물이 묻지 않도록 해야 한
다. 물이 묻으면 물러지기 때문

이다. 따라서 손질하여 티끌만 골라내고 씻지 않고 다듬는다.

② 설탕을 복분자와 섞어서 용기에 담는다 : 복분자와 설탕의 비율은 1대 1로 한
다. 60%를 복분자와 섞어서 용기에 넣은 다음 남은 설탕 40%를 그 위에 덮
는다. 이때 유의할 점은 복분자를 꾹꾹 눌러서 설탕과 복분자가 잘 섞이도록
해야 발효가 잘된다는 점이다.

③ 나사식 마개가 있는 용기와 그렇지 않는 용기를 사용할 때 : 마개가 나사식으
로 된 용기에 담을 때에는 마개를 꽉 조인 다음 다시 느슨하게 풀어서 발효
되는 과정에 생기는 가스가 배출되도록 한다. 그러나 마개가 나사식이 아닌
경우에는 천이나 한지로 덮은 다음 끈으로 단단히 묶는다.

④ 15일 동안 골고루 섞는다 : 재료 위에 있는 설탕이 반쯤 녹으면 용기 밑에 가

라앉은 설탕도 같이 녹았는지 확인한 다음 녹지 않았으면 매일 골고루 석어준다. 약 15일이 지나면 설탕이 모두 녹는다.

⑤ 1차 발효된 것을 거른다 : 복분자 효소는 거의가 여름철에 담그게 되므로 낮동안 직사광선과 뜨거운 태양에 쏘이지 않도록 각별히 주의해야 한다. 1차 발효과정은 효소를 담근 날로부터 3개월 동안 진행된다. 이때 복분자가 발효액이 완전히 잠기도록 주의를 기울여야 한다. 만약 잠기지 않았으면 복분자를 눌러두거나 눌러둘 형편이 안 되면 발효가 될 때까지 주 1회 정도 섞어준다.

⑥ 2차 발효와 숙성은 6개월 동안 한다 : 발효액만 별도의 용기에 담아서 다시 6개월 동안 발효와 숙성시킨다. 곰팡이가 피지 않았는지 주 1회 정도 살펴봐야 한다.

⑦ 보관하는 방법과 마시는 요령 : 직사광선과 열을 피하도록 보관하고, 마실 때는 효소 발효액과 생수의 비율을 1대 3의 비율로 섞어서 마시는 것이 좋다. 물론 기호에 따라 생수의 비율을 늘릴 수도 있다.

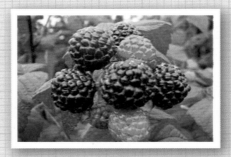

6) 쑥 효소액

- 성분

쑥만큼 식용과 약용으로 쓰이는 것도 드물다. 〈동의보감〉에 의하면 쑥은 그맛이 쓰면서 신장, 간장 등에서 기혈을 순환시킨다고 기록되어 있다.

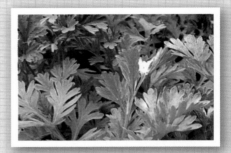

- 만드는 방법

① 쑥을 준비하여 다듬는다 : 쑥 효소를 만들기 위하여 준비하는 쑥은 줄기가 뻗어 나오기 전의 것으로 채취한 것이어야 하며, 잎이 부드러울수록 향이 좋고 맛이 뛰어나다. 쑥 효소는 주로 줄기나 잎으로 담근다. 쑥은 깨끗한 물에 약 10분 동안 담가두었다가 씻는다. 씻은 뒤에 최대한 물기를 없앤다.

② 설탕을 쑥과 섞어서 용기에 담는다 : 설탕과 쑥의 비율은 1대 1로 한다. 준비된 쑥과 설탕 60%를 섞어서 용기에 담는다. 나머지 40% 설탕은 그 위에 덮는다. 이 때 쑥을 꾹꾹 눌러주어 발효가 잘 되도록 한다.

③ 나사식 마개가 있는 용기와 그렇지 않은 용기를 사용할 때 : 대부분 사용하는 용기는 주로 나사식 마개가 있는 것으로, 이것으로 효소를 담글 때에는 마개를 처음에는 꽉 죄었다가 다시 살짝 풀어서 가스가 나오도록 한다. 나사식 마개가 없는 일반 용기를 사용하였을 경우에는 천이나 한지로 덮개를 사

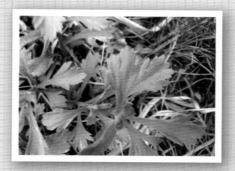

용하고 끈으로 단단히 묶어야 한다.

④ 15일 동안 골고루 섞는다 : 재료 위에 있는 설탕이 반쯤 녹았는지 확인한 다음 용기 아래 가라앉은 설탕도 녹았는지 살펴보고 녹지 않았으면 골고루 섞어서 다같이 녹도록 한다. 이 기간이 보통 15일 걸린다.

⑤ 1차로 발효된 것을 거른다 : 3개월 동안의 1차 발효과정이 끝날 때까지 재료가 발효액에 잠겼는지 확인하고 그렇지 않을 경우 재료를 꾹꾹 눌러서 잠기도록 한다. 눌러둘 여건이 되지 않으면 끝날 때까지 주 1회 정도 섞어 준다.

⑥ 2차 발효와 숙성을 6개월 동안 한다 : 발효액을 별도의 용기에 담아 다시 6개월 동안 발효와 숙성시킨다. 주 1회 정도 살펴서 곰팡이가 생기지 않았는지 확인한다.

⑦ 보관하는 방법과 마시는 요령 : 실내 온도에 맞추되 직사광선이나 열은 피한다. 효소액과 생수의 비율을 1대 3의 비율로 하여 마시되, 기호에 따라 생수의 비율을 높일 수 있다.

7) 양파 효소액

- 성분

양파에는 수백 종류의 항암 물질이 들어 있어 혈전을 방지하고 고혈압과 동맥경화, 고혈당, 고지혈증 등을 개선하는 여러 가지 기능이 있는 것으로 알려졌다.

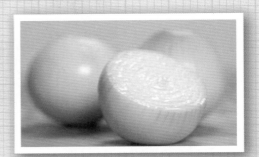

- 만드는 방법

① 양파를 준비하고 다듬는다 : 양파 효소를 만들기 위해 준비하는 양파는 굵고 껍질이 잘 벗겨지고 고유의 매운맛과 향기가 강한 것을 고른다. 껍질의 색은 붉은 것이 좋다. 유기농의 양파는 겉의 누런 부분만 벗겨 내고 최대한 껍질을 이용한다. 그러나 유기농인지 확실치 않을 때는 겉껍질을 충분히 벗겨내고 효소를 만드는 데에 사용해야 한다.

② 설탕을 양파와 섞어서 용기에 담는다 : 백설탕을 준비한 다음 양파와 설탕의 비율을 1대 1로 하여 섞는다. 이 때 설탕의 60% 정도만 사용하고 나머지는 전부 섞은 다음 그 위에 부어 덮는다. 이 때 양파를 꾹꾹 눌러서 잘 덮어야 발효가 잘 된다.

③ 나사식 마개가 있는 용기와 그렇지 않은 용기를 사용할 때 : 나사식 마개가 있는 용기를 사용할 때는 처음에는 꽉 죄었다가 살짝만 비틀어 열어준

다. 나사식 마개가 아닌 용기를 사용할 때는 뚜껑을 천으로 덮은 다음 끈으로 꼭 묶어둔다.

④ 15일 동안 골고루 섞어준다 : 재료 위에 덮은 설탕이 반 이상 녹았으면 용기 아래 가라앉아 있는 설탕도 반 정도 녹았는지 확인한 다음 매일 골고루 15일 동안 섞어 준다.

⑤ 1차 발효된 것을 거른다 : 1차 발효가 끝나면 발효된 것을 거름망으로 발효액을 걸러서 별도의 용기에 담는다. 이때 남은 건더기는 양파 효소식초, 장아찌, 술 등을 담그는 데에 활용한다.

⑥ 2차 발효와 숙성을 9개월 동안 한다 : 발효액을 별도의 용기에 담아서 다시 6개월간 발효와 숙성시킨다. 주 1회 발효액을 살펴서 곰팡이가 생기지 않았는지 살펴본다.

⑦ 보관하는 방법과 마시는 요령 : 발효액이 담긴 용기를 실온에 보관한다. 이때 직사광선과 열기가 닿지 않도록 유의한다. 마실 때에는 생수에 1대 3 비율로 섞어서 마신다. 기호에 따라 생수의 비율을 늘려도 효과에는 상관없다.

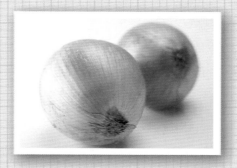

8) 유채나물 효소액

- 성분

유채나물에는 비타민 A와 C
가 많이 함유되어 있어 눈을 보
호하고 피부를 맑게 하는 효과
가 있는 것으로 알려졌다.

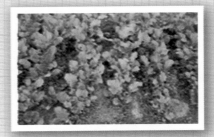

- 만드는 방법

① 유채나물을 준비하여 다듬는다 : 유채나물은 유기농으로 재배한 것이 좋으
며, 표면이 마르지 않고 신선한 것으로 해야 발효액의 양이 많아진다. 유채
나물은 깨끗한 물에 10분 정도 담근 후에 흐르는 물에 여러 번 씻는다. 이 때
식초 액으로 씻는 사람도 있는데 식초는 사용하지 말고 물로만 씻는 것이
좋다. 다 씻은 유채는 물기를 없앤 다음 적당한 크기로 자른다.

② 유채나물을 설탕과 섞어서 용기에 담는다 : 준비한 설탕 중에서 60% 정도만
유채나물과 섞어서 그릇에 담는다. 이때 꾹꾹 눌러서 잘 섞이도록 한다. 남
은 설탕 40% 전부를 유채가 다 덮이도록 용기 안에 붓는다. 이 때 용기의
80% 정도 차면 적당하다. 용기 안의 20% 정도를 남겨 두는 것은 발효 과정
에 끓어 넘을 수 있기 때문이다.

③ 나사식 마개가 있는 용기와 그렇지 않은 용기를 사용할 때 : 나사식 마개가
있는 용기를 사용할 때는 나사식 마개를 처음에는 꽉 죄었다가 다시 약간만
열어준다. 발효과정에서 생기는 가스를 배출하기 위함이다. 나사식 마개가

없는 용기를 사용할 때는 천이나 한지로 덮은 다음 끈으로 단단히 묶어 둔다.

④ 15일 동안 골고루 섞어준다 : 재료 위에 부어넣은 설탕이 반쯤 녹았을 경우, 용기 밑바닥에 가라앉아 있는 설탕도 함께 녹도록 매일 위아래로 15일 동안 저어 준다. 그러면 설탕이 다 녹게 된다.

⑤ 1차 발효된 것을 거른다 : 효소를 처음 담근 날로부터 3개월 동안 발효과정이 진행되며, 이 기간 동안에는 유채나물이 발효액에 완전히 잠기도록 해야 한다. 그래야 곰팡이와 부패를 방지할 수 있다.

⑥ 2차 발효와 숙성을 6개월 동안 실시한다 : 유채 발효액만 별도의 용기에 담아서 다시 6개월간 2차 발효와 숙성시킨다. 이때 곰팡이가 생기지 않았는지 주 1회 정도 살펴본다.

⑦ 보관하는 방법과 마시는 요령 : 발효액이 들어 있는 용기를 실온에 두되, 직사광선과 열기가 없는 곳에 둔다. 마실 때에는 발효액과 생수의 비율을 1대 3으로 하여 마신다. 기호에 따라 생수의 비율을 높일 수도 있다.

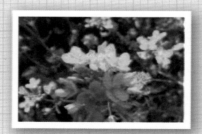

9) 취나물 효소액

- 성분

취나물은 만성감염, 고혈
압, 부종, 변비 등에 효능이 있
는 것으로 나타났다.

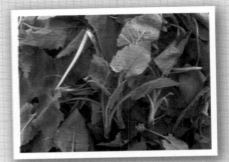

- 만드는 방법

① 취나물을 준비하고 다듬는다 :
   취나물 효소를 만들 때는 새순
   으로 하는 것이 좋다. 부드럽고 연한 녹색을 띄는 것이 뻣뻣하지도 않으며
   향기도 좋다. 취나물은 싱싱한 것을 골라 깨끗한 물에 10분 정도 담근 후에
   흐르는 물에 여러 번 씻는다. 최대한 물기가 없도록 말린 다음 적당한 크기
   로 자른다.

② 설탕과 취나물을 섞어서 용기에 담는다 : 이 때 취나물에 설탕 60%를 섞어
   서 용기에 담는다. 이때 취나물을 꾹꾹 눌러서 취나물과 설탕이 잘 섞이도
   록 해야 발효가 잘된다. 이렇게 담은 뒤 남은 설탕을 전부 용기에 들어 있는
   취나물 위에 덮는다.

③ 나사식 마개가 있는 용기와 그렇지 않은 용기를 사용할 때 : 나사식 마개가
   있는 용기를 사용할 때는 너무나 밀착되어 공기가 빠져나갈 수 없는 특징이
   있다. 따라서 처음에 마개를 꽉 죄었다가 다시 약간만 비틀어 열어 준다. 반
   면에 나사식 마개가 없는 용기를 사용할 때는 천이나 한지로 덮은 다음 끈

으로 꼭 묶어야 한다.

④ 15일 동안 골고루 섞는다 : 재료 위에 부어 넣은 설탕과 함께 용기 밑바닥에 가라앉아 있는 설탕도 함께 녹도록 매일 골고루 섞어 준다. 이 과정은 설탕이 녹을 때까지 계속해야 하는데 보통 15일 걸린다.

⑤ 1차 발효된 것은 거른다 : 취나물 효소는 대부분 봄에 담그게 되므로 직사광선에 쏘이지 않도록 조심해야 한다. 담근 날부터 6개월 동안 1차 발효과정이 진행되는데, 1차 발효 과정이 끝난 후에는 발효된 것을 거름망으로 발효액만 걸러서 별도의 용기에 담아 6개월간 다시 2차 발효를 시켜 숙성한다.

⑥ 2차 발효는 6개월간 실시하고 숙성시킨다 : 1차 발효에서 거른 발효액을 별도의 용기에 담아 6개월 동안 다시 2차 발효를 시작하여 숙성시킨다.

⑦ 보관하는 방법과 마시는 요령 : 발효액이 담긴 용기를 직사광선과 열기를 피한 곳에 보관하면 된다. 마실 때에는 발효액과 생수의 비율을 1대 3으로 하고 기호에 따라 생수의 비율을 높여도 상관없다.

10) 마늘 효소액

- 성분

마늘에는 강력한 화 합물질 알레신과 혈전을 용해하는 트롬복산이 함 유되어 있다. 1,000편 이 상의 연구논문이 있을 정도로 세계적으로 알아 주는 영양식품이다. 혈

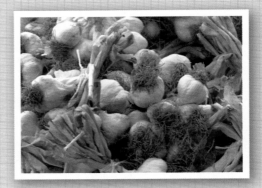

압강하제, 혈액의 항 응고 효과, 면역의 향상, 일부 암 예방 효과를 위 해서 사용되고 있다.

- 만드는 방법

① 생마늘 껍질을 벗겨 내고 항아리나 용기에 담는다.

② 나사식 마개가 달린 용기에 넣을 때는 용기의 마개를 힘주어 꽉 닫았다가 살 짝 열어놓는다. 이렇게 하여 발효과정에서 생기는 가스를 밖으로 배출시키 고 초파리가 안으로 들어가지 못하도록 한다. 나사식 마개가 아닌 경우에는 천으로 덮고 끈으로 묶어둔다.

③ 용기에 깐 마늘을 부은 다음 마늘과 설탕의 비율을 1대 1로 하여 설탕을 붓 는다.

④ 100일 동안 발효시킨다. 우선 15일 동안 골고루 섞는다. 보름 후에 재료 위

에 부어넣은 설탕이 반 이상 녹으면 용기 밑에 가라앉은 설탕도 동시에 녹도록 매일 위아래로 골고루 섞어 준다. 이런 수고를 15일 동안 지속하여 설탕이 다 녹을 때까지 한다.

⑤ 1차 발효된 것을 거른다. 직사광선이 비치지 않는 곳에 두며, 효소를 처음 담근 날로부터 6개월이 지날 때까지 1차 발효과정이 진행되는 과정을 살핀다. 이 기간에는 재료가 완전히 발효액에 잠기도록 하는 것이 중요하다.

⑥ 마늘 건더기도 건져내지 않고 그대로 햇빛이 들어오지 않는 저온냉장에 보관한다. 먹을 때는 다른 효소처럼 발효시킨 효소 1에 찬물 5의 비율로 희석해서 먹는다.

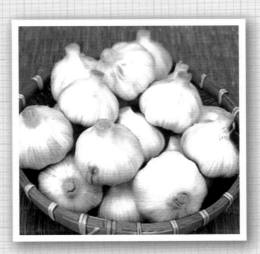

11) 박하 효소액

- 성분

박하에는 휘발유성 정유인 멘톨성분이 80%정도 함유되어 있어 향긋한 냄새가 난다. 주로 소화를 돕고 장내 가스를 없애주며 담즙 분비도 촉진시킨다. 위경련이나 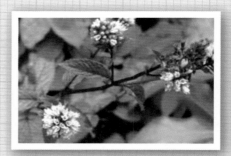 담석증, 호흡기 점막 염증, 가려움 증세나 두드러기를 없애는 데에 효과가 있다.

- 만드는 방법

① 봄에 꽃이 피기 전에 입을 뜯어 물로 깨끗이 씻은 다음 항아리나 용기에 넣는다.

② 이 때 박하 효소에 사용되는 용기나 항아리도 다른 효소를 만들 때와 같이 나사식 마개가 달린 용기를 사용할 때는 용기의 마개를 힘주어 꽉 닫았다가 살짝 열어놓는다. 이렇게 하여 발효과정에서 생기는 가스를 밖으로 배출시키고 초파리가 안으로 들어가지 못하도록 한다. 나사식 마개가 아닌 경우에는 천으로 덮고 끈으로 묶어둔다.

③ 용기에 박하 잎을 넣은 다음 설탕을 박하 잎과의 비율을 1대 1로 하여 설탕을 붓는다.

④ 100일 동안 발효시킨다. 우선 15일 동안 골고루 섞는다. 보름 후에 재료 위에 부어넣은 설탕이 반 이상 녹으면 용기 밑에 가라앉은 설탕도 동시에 녹도록 매일 위아래로 골고루 섞어 준다. 이런 수고를 15일 동안 지속하여 설탕이 다 녹을 때까지 한다.

⑤ 1차 발효된 것을 거른다 : 직사광선이 비치지 않는 곳에 두며, 효소를 처음 담근 날로부터 6개월이 지날 때까지 1차 발효과정이 진행되는 과정을 살핀다. 이 기간에는 재료가 완전히 발효액에 잠기도록 하는 것이 중요하다.

⑥ 건더기를 건져낸 다음 저온냉장에 보관한다. 사용할 때는 박하 효소 1에 찬물 5의 비율로 희석시켜서 먹는다.

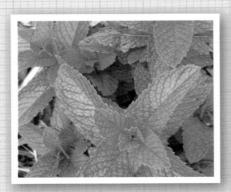

12) 키위 효소액

- 성분

키위는 저지방, 저열량이며, 비타민 E의 공급원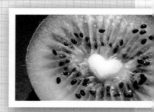
이기도 하다. 키위에 함유된 루테인 효소는 눈에 특
정한 항산화작용을 한다. 그리하여 노인들의 안질환
예방에 사용되기도 한다. 중간 크기의 키위 한 개만
먹어도 하루 비타민 함유량 비타민 C 75g을 먹는 셈이 된다.

- 만드는 방법

① 잘 익은 키위를 2~4 등분하여 자른 다음 항아리나 용기에 넣는다 : 이 때
   항아리 외에 용기는 마개가 달린 용기를 사용한다.

② 마개가 달린 용기를 사용할 때 주의할 사항은 용기에 넣을 때는 용기의 마개
   를 힘주어 꽉 닫았다가 살짝 열어놓아야 한다. 이렇게 하여 발효과정에서 생
   기는 가스를 밖으로 배출시키고 초파리가 안으로 들어가지 못하도록 한다.
   나사식 마개가 아닌 경우에는 천으로 덮고 끈으로 묶어둔다.

③ 100일 동안 발효시킨다. 우선 15일 동안 골고루 섞는다. 보름 후에 재료 위
   에 부어넣은 설탕이 반 이상 녹으면 용기 밑에 가라앉은 설탕도 동시에 녹
   도록 매일 위아래로 골고루 섞어 준다. 이런 수고를 15일 동안 지속하여 설
   탕이 다 녹을 때까지 한다.

④ 키위 건더기는 건저내거나 그냥 둬도 무방하다. 햇빛이 들어오지 않는 저온
   냉장에 보관하였다가 수시로 먹는다.

13) 호박 효소액

- 성분

호박의 잎과 열매는 식용으로 먹고, 뿌리와 씨앗은 약용으로 사용된다. 한방에서는 뿌리는 황달, 부종, 이질에 사용되고, 씨앗은 중금속 해독, 경풍, 풍습열에 다른 약재와 함께 사용한다.

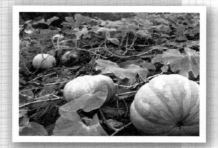

- 만드는 방법

① 가을에 늙은 호박을 따서 깨끗이 씻은 다음, 호박 속에 들어 있는 씨를 제거한다. 엄지손가락 두 개의 크기로 자른다.

② 자른 호박을 항아리나 용기에 넣고 설탕을 붓는다. 이때 설탕과 호박의 비율은 1대 1로 한다.

③ 100일 동안 발효시킨다. 15일 정도 되어서 재료 위에 부어넣은 설탕이 반 이상 녹으면 용기 밑에 가라앉은 설탕도 동시에 녹도록 매일 위아래로 골고루 섞어 준다. 이런 수고를 15일 동안 지속하여 설탕이 다 녹을 때까지 한다.

④ 햇빛이 들어오지 않는 저온냉장에 보관한다.

⑤ 호박 효소를 먹을 때는 효소 1과 찬물 5의 비율로 희석시켜서 먹는 것이 효과적이다.

14) 민들레 효소액

- 성분

민들레는 독특한 향기가 나는 정유와 단백질 분해 효소가 들어 있어 나물이나 차로 만들어 먹어도 좋다. 뿌리에는 콜레스테롤 억제 성분이 들어 있어 성인병 예방에 좋고, 잎의 이눌린 성분은 급성간염이나 황달에 좋다.

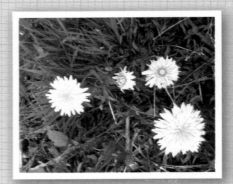

- 만드는 방법

① 봄에 꽃이 피기 전의 잎을 뜯어 물로 깨끗이 씻은 다음 물기가 남아 있지 않도록 물기를 뺀다.

② 항아리나 용기에 넣고 설탕이나 시럽을 붓는다. 이 때 설탕이나 시럽의 비율은 1대 1로 한다.

③ 100일 동안 발효시킨다. 그러나 15일 지난 다음에는 재료 위에 부어넣은 설탕이 반 이상 녹으면 용기 밑에 가라앉은 설탕도 동시에 녹도록 매일 위아래로 골고루 섞어 준다. 이런 수고를 15일 동안 지속하여 설탕이 다 녹을 때가지 한다.

④ 건더기는 건져내고 효소를 저온냉장에 보관하여 사용한다.

15) 두릅 효소액

- 성분

두릅은 맛과 향이 좋으며, 사포닌이 다량 함유되어 있다. 따라서 봄에 춘곤증으로 몸이 나른할 때나 입맛을 찾을 때 효과적이다. 두릅의 새순은 혈당치를 떨어뜨리는 효과가 있어 당뇨병 환자에게 좋다.

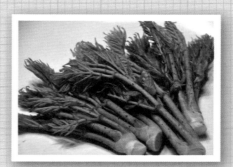

- 만드는 방법

① 봄에 새싹을 채취하여 물에 깨끗이 씻은 다음 물기를 뺀다.

② 항아리나 용기에 담은 다음 설탕이나 시럽을 넣는다. 이 때 설탕이나 시럽의 비율을 1대 1로 한다.

③ 발효기간을 100일로 한다. 15일이 지난 다음 재료 위에 부어넣은 설탕이 반이상 녹으면 용기 밑에 가라앉은 설탕도 동시에 녹도록 매일 위아래로 골고루 섞어 준다. 이런 수고를 15일 동안 지속하여 설탕이 다 녹을 때까지 한다.

④ 이 때 사용하는 용기는 항아리가 아닐 때는 마개가 달린 용기를 사용하며 사용할 때 주의사항은 다른 효소를 담글 때와 동일하다.

⑤ 건더기는 건져 내고 효소는 햇빛이 들어오지 않는 저온냉장에 보관하였다가 필요할 때 먹는다. 이 때 효소의 비율은 1로 하고 찬물의 비율은 5로 하여 희석시켜서 먹는다.

16) 인삼 효소액

- 성분

인삼에는 항암제인 게르마늄을 비롯하여 사포닌, 산성다당체 등의 성분이 들어 있어 항암작용이 뛰어나다. 또한 비타민 A, B, C 칼슘, 페놀 등이 들어 있어 면역기능을 한다.

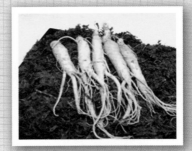

- 만드는 방법

① 인삼의 새순으로 효소를 만들 때는 물로 깨끗이 씻은 다음 물기를 뺀 다음 항아리나 용기에 넣고 설탕이나 시럽을 넣는다. 이 때 비율은 1대 1로 한다.

② 뿌리로 효소를 담글 때는 이물질을 제거한 다음 물로 깨끗이 씻어서 떡국 크기로 잘라 항아리나 용기에 넣은 다음 설탕이나 시럽을 넣는다. 이 때 비율 역시 설탕과 인삼 뿌리의 비율은 1대 1로 한다.

③ 100일 동안 발효시킨다. 보름 정도 지난 다음에는 재료 위에 부어넣은 설탕이 반 이상 녹으면 용기 밑에 가라앉은 설탕도 동시에 녹도록 매일 위아래로 골고루 섞어 준다. 이런 수고를 15일 동안 지속하여 설탕이 다 녹을 때까지 한다.

④ 인삼 건더기는 건져 낸 다음 햇빛이 들어오지 않는 저온냉장에 보관한다.

⑤ 먹을 때 인삼효소를 1로 하고, 찬물을 5로 하여 희석시킨 다음 복용한다.

17) 산삼 효소액

- 성분

산삼은 실험결과 피로회
복, 동맥경화, 빈혈, 당뇨, 심
부전 등에 좋다고 한다. 그러
나 열이 많은 사람은 사용하
면 좋지 않으며 암치료 중인
사람이 복용하면 암세포가
증식될 위험이 있다.

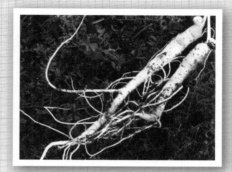

- 만드는 방법

① 5년 이상 된 잎과 줄기와 뿌리 전체를 깨끗이 씻은 다음 물기를 완전히 뺀다.

② 적당한 크기로 잘라 항아리나 용기에 넣은 다음 설탕이나 시럽을 넣는다. 이
때 산삼과 설탕이나 시럽의 비율을 1대 1로 한다.

③ 100일 정도 발효시킨다. 담근 날로부터 보름이 지나서 재료 위에 부어넣은
설탕이 반 이상 녹으면 용기 밑에 가라앉은 설탕도 동시에 녹도록 매일 위
아래로 골고루 섞어 준다. 이런 수고를 15일 동안 지속하여 설탕이 다 녹을
때까지 한다

④ 100일이 지나서 발효가 다 되었을 때는 건더기도 건져내지 않고 그늘이나
냉장에 보관한다. 먹을 때는 산삼효소 1에 찬물의 비율을 5로 하여 희석시
켜 사용한다.

18) 도라지 효소액

- 성분

도라지는 항암작용, 거담 작용, 항염증 작용이 있는 것으로 밝혀졌다. 주로 기침, 해소, 빈혈, 농증에 좋은 것으로 나타났다. 그러나 이눌린 성분이 있어 식용으로 사용할 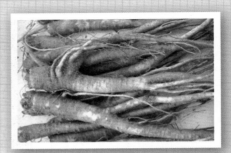 때는 끓는 물에 삶아 낸 다음 사용해야 한다.

- 만드는 방법

① 효소로 담을 때는 밭도라지 + 산도라지를 물에 깨끗이 씻은 다음 떡국 크기로 자른 다음 항아리나 용기에 넣는다.

② 그 위에 설탕이나 시럽을 뿌린다. 이 때 설탕의 비율은 도라지와 1대 1로 한다.

③ 도라지 발효도 100일 정도 한다. 항아리나 용기에 넣은 날로부터 보름 뒤에 재료 위에 부어넣은 설탕이 반 이상 녹으면 용기 밑에 가라앉은 설탕도 동시에 녹도록 매일 위아래로 골고루 섞어 준다. 이런 수고를 15일 동안 지속하여 설탕이 다 녹을 때까지 한다.

④ 도라지도 약초이므로 건더기를 건져내지 않고 그대로 저온냉장에 보관한다.

⑤ 복용할 때는 효소 1에 찬물 5의 비율로 희석시켜서 먹는다.

19) 더덕 효소액

- 성분

더덕은 한방에서 폐를 보호하고, 폐를 맑게 하며 간을 이롭게 한다고 했다. 더덕의 뿌리나 줄기를 자르면 나오는 하얀 유액은 젖이 부족한 산모에게 좋은 것으로 알려졌다.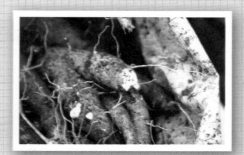

- 만드는 방법

① 가을에 더덕을 캐서 흙을 말끔히 털어낸 후 물로 깨끗이 씻은 다음 적당한 크기로 자른 후 항아리나 용기에 넣는다.

② 그 위에 설탕이나 시럽을 1대 1의 비율로 하여 붓는다.

③ 발효기간은 100일이며, 용기에 넣은지 15일이 지난 후 재료 위에 부어넣은 설탕이 반 이상 녹으면 용기 밑에 가라앉은 설탕도 동시에 녹도록 매일 위아래로 골고루 섞어 준다. 이런 수고를 15일 동안 지속하여 설탕이 다 녹을 때까지 한다.

④ 100일이 지나 발효된 후 약초이므로 건더기도 건져내지 않은 채 햇빛이 들어오지 않는 저온냉장에 보관한다.

⑤ 먹을 때는 더덕효소 1에 찬물 5의 비율로 희석시켜 먹는다.

20) 배 효소액

- 성분

배에는 당분과 수분이 많아 예로부터 식용으로 많이 사용되었다. 특히 고기를 재거나 육회, 냉면 등에 다양하게 사용되었다. 사관산을 주로 한 주석산, 소량의 구연산이 들어 있다.

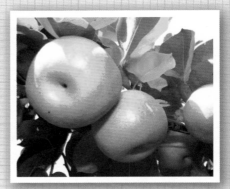

- 만드는 방법

① 가을에 잘 익은 배를 따서 물에 깨끗이 씻은 다음 4등분해서 속씨를 빼낸다.

② 항아리나 용기에 넣은 다음 설탕이나 시럽을 그 위에 뿌린다. 이 때 배와 설탕의 비율은 1대 1로 한다.

③ 15일이 지난 다음에 재료 위에 부어넣은 설탕이 반 이상 녹으면 용기 밑에 가라앉은 설탕도 동시에 녹도록 매일 위아래로 골고루 섞어 준다. 이런 수고를 15일 동안 지속하여 설탕이 다 녹을 때까지 한다.

④ 100일 동안 발효시킨 후 건더기는 건져내고 효소는 햇빛이 들지 않는 저온 냉장에 보관한다.

⑤ 먹을 때는 배 효소를 1로 하고 찬물을 5의 비율로 희석시켜 사용한다.

21) 앵두 효소액

- 성분

앵두에는 포도당, 과당, 사과산, 유기산, 비타민 A,C, 탄수화물, 지방, 칼슘, 인 등이 풍부하게 들어 있다. 또한 앵두에 함유된 케르스트린은 피부질환과 항균작용이 뛰어나 피부노화 억제에 효과가 있다.

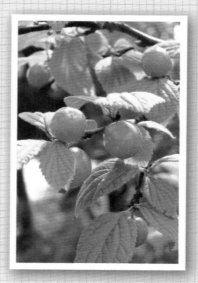

- 만드는 방법

① 6개월이 지나 빨갛게 익은 앵두를 따서 깨끗이 씻은 다음 항아리나 용기에 넣는다.

② 그 위에 설탕이나 시럽을 뿌린다. 이 때 앵두와 설탕의 비율은 1대 1로 한다.

③ 15일이 지난 다음 재료 위에 부어넣은 설탕이 반 이상 녹으면 용기 밑에 가라앉은 설탕도 동시에 녹도록 매일 위아래로 골고루 섞어 준다. 이런 수고를 15일 동안 지속하여 설탕이 다 녹을 때까지 한다.

④ 100일 동안 발효시킨 다음, 앵두는 과실이 작아 건더기는 건져낼 필요가 없이 그대로 저온냉장에 보관한다.

⑤ 먹을 때는 앵두 효소 1과 냉수 5의 비율로 섞어서 복용한다.

22) 복숭아 효소액

- 성분

복숭아에는 펙틴이라는 식
물성섬유와 비타민 A, C가 풍
부하게 들어 있으며 능금산이
나 구연산도 많이 함유되어 있
다. 최근 임상실험에서 복숭아
가 피부미용과 니코틴 해독에
좋은 것으로 나타났다.

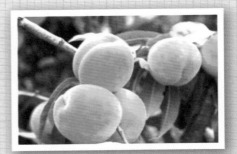

- 만드는 방법

① 여름에 성숙한 복숭아를 따서 물에 깨끗이 씻은 다음 씨를 빼낸 다음 4등
   분한다.

② 항아리나 용기에 넣고 그 위에 설탕을 뿌린다. 이 때 복숭아와 설탕의 비율
   을 1대 1로 한다.

③ 보름이 지난 다음 재료 위에 부어넣은 설탕이 반 이상 녹으면 용기 밑에 가
   라앉은 설탕도 동시에 녹도록 매일 위아래로 골고루 섞어 준다. 이런 수고를
   15일 동안 지속하여 설탕이 다 녹을 때까지 한다.

④ 100일 동안 발효시킨 다음 건더기는 건져내고 효소만 햇빛이 들지 않는 저
   온냉장에 보관한다.

⑤ 먹을 때는 복숭아 효소 1과 냉수 5의 비율로 섞어서 복용한다.

23) 호두 효소액

- 성분

호두는 고단백질 식품으로 트립포탄과 아미노산이 풍부하다. 또한 마그네슘, 칼슘, 비타민 A, B, C, E가 풍부히 들어 있으며 지방은 라놀산, 린노렐산, 올레인산이 많다. 그리하여 예로부터 호두를 강장식품이라고 하였다.

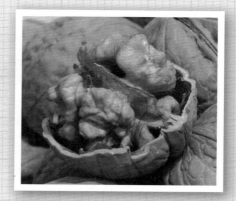

- 만드는 방법

① 여름에 덜 익은 과실의 외과피나 가을에 열매를 따서 외과피를 벗기고 속 알맹이만 항아리나 용기에 담는다.

② 그 위에 설탕이나 시럽을 뿌린다. 이 때 비율은 1대 1로 한다.

③ 보름이 지난 다음 재료 위에 부어넣은 설탕이 반 이상 녹으면 용기 밑에 가라앉은 설탕도 동시에 녹도록 매일 위아래로 골고루 섞어 준다. 이런 수고를 15일 동안 지속하여 설탕이 다 녹을 때까지 한다.

④ 100일 동안 발효시킨 다음 건더기는 건져내고 효소만 햇빛이 들지 않는 저온냉장에 보관한다.

⑤ 먹을 때는 호두효소 1과 냉수 5의 비율로 섞어서 복용한다.

24) 모과 효소액

- 성분

모과에는 영양분이 다양하고 풍부해 비타민 C, 사포닌, 타닌, 사과산, 주석산, 시트릭산 등이 함유되어 있다. 한방에서는 주로 기관지, 기침, 폐렴, 이뇨, 강장제 등에 효력이 있는 것으로 알려져 있다.

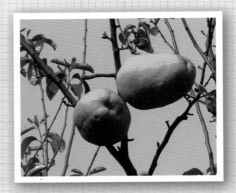

- 만드는 방법

① 가을에 잘 익은 노란 열매를 따서 물에 깨끗이 씻은 다음 잘게 썰어서 항아리나 용기에 담는다.

② 그 위에 설탕이나 시럽을 뿌린다. 이 때 비율은 1대 1로 한다.

③ 보름이 지난 다음 재료 위에 부어넣은 설탕이 반 이상 녹으면 용기 밑에 가라앉은 설탕도 동시에 녹도록 매일 위아래로 골고루 섞어 준다. 이런 수고를 15일 동안 지속하여 설탕이 다 녹을 때까지 한다.

④ 100일 동안 발효시킨 다음 건더기는 건져내고 효소만 햇빛이 들지 않는 저온냉장에 보관한다.

⑤ 먹을 때는 모과효소 1과 냉수 5의 비율로 섞어서 복용한다.

25) 감 효소액

- 성분

감은 자당, 포도당 등 당분을 많이 함유하고 있으며, 덜 익은 감에는 타닌 성분이 있고, 신선한 감에는 요오드 화물 49.7%가 들어 있다. 한방에는 열을 내려주며, 열로 인한 갈증이나 기침, 토혈 등을 다스린다고 한다.

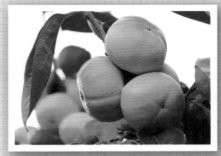

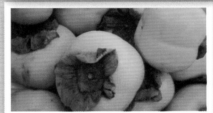

- 만드는 방법

① 가을에 잘 익은 감을 따서 물에 깨끗이 씻은 다음 항아리나 용기에 담는다.

② 그 위에 설탕이나 시럽을 뿌린다. 그 때 비율은 1대 1로 한다.

③ 보름이 지난 다음 재료 위에 부어넣은 설탕이 반 이상 녹으면 용기 밑에 가라앉은 설탕도 동시에 녹도록 매일 위아래로 골고루 섞어 준다. 이런 수고를 15일 동안 지속하여 설탕이 다 녹을 때까지 한다.

④ 100일 동안 발효시킨 다음 건더기는 건져내지 않고 그대로 햇빛이 들지 않는 저온냉장에 보관한다.

⑤ 먹을 때는 감 효소 1과 냉수 5의 비율로 섞어서 복용한다.

26) 개살구 효소액

- 성분

개살구 성분에는 폐 기능을 강화해 주는 아미 그달린, 모세혈관을 강화 하는 루틴, 근육을 강화하 는 아미노산이 들어 있다. 그 밖에 단백질, 정유가 들어 있어서 우리 몸에 좋다.

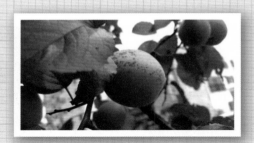

특히 기침, 가래나 기관지염, 급성 폐렴, 변비 등에 효과가 있다.

- 만드는 방법

① 담그기 : 담글 때 열매에 잔털이 있으므로 깨끗이 씻는다.

② 배합 비율 : 잎은 발효될 때 물이 적게 나오므로 재료와 설탕의 비율을 1대 1 로 한다. 열매는 물이 많이 들어 있으므로 설탕 비율을 1 이상으로 높인다. 발 효 중에 설탕이 부족한 것 같으면 조금 더 넣어준다.

③ 발효의 숙성 시간은 : 1차 발효는 100 일이고, 2차 발효와 숙성은 100 일 이 상으로 한다.

④ 담글 때와 발효시 주의할 사항 : 씨앗에 독성이 약간 있으므로 발라낸다. 그 냥 담글 때는 발효가스와 함께 배출할 수 있도록 항아리에 담고, 1차 발효가 끝나면 재료를 건져 낸다.

27) 대추나무 효소액

- 성분

대추나무에는 간경화에 좋은 사포닌과 모세혈관을 튼튼하게 하는 루틴이 들어 있으며, 비타민 A, 비타민 B, 비타민 C, 그리고 산화를 방지하는 베타카로틴이 들어 있을 뿐만 아니라 단백질, 칼슘, 피로 회복에 좋은

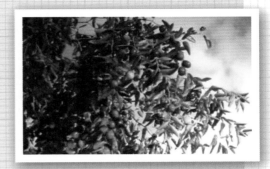

라세미산 등 우리 몸에 좋은 영양소가 골고루 들어 있다.

- 만드는 방법

① 다듬기 : 열매는 물이 잘 나오도록 잘게 썰고, 씨앗은 빼낸 다음 담근다.

② 배합 비율 : 잎은 발효 때 물이 적게 나오므로 재료와 설탕의 비율은 1대 1로 하고, 발효 도중에 물이 부족하다고 생각되면 가끔씩 설탕을 뿌려 준다.

③ 발효와 숙성 시간 : 1차 발효는 100 일, 2차 발효와 숙성 시간은 100일 이상으로 한다.

④ 건더기 활용 방법 : 걸러내고 남은 건더기는 씨앗을 빼고 갈아서 설탕을 넣고 졸여 잼처럼 만들어서 먹을 수 있다.

28) 부추 효소액

- 성분

부추에는 면역력을 강화하는 사포닌과 염증과 통증을 완화시키는 알칼로이드가 들어 있다. 또한 시력을 유지해주는 비타민 A와 산화를 방지하는 비타민 C도 합류되어 있다. 그뿐만 아니라 혈중 콜레스테롤을 개선시키

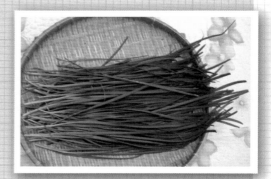

는 인과 폐를 강화시키는 칼슘이 듬뿍 들어 있다.

- 만드는 방법

① 채취 방법 : 잎은 어린잎부터 다 자란 잎까지 억세지 않은 것으로 한다. 꽃은 너무 활짝 피지 않은 것이 좋으며, 뿌리는 굵고 튼실한 것으로 채취한다.

② 다듬기 : 잎이 연하므로 물에 씻을 때 살살 다루어야 한다. 잎이 큰 것은 잘게 자른다.

③ 배합 비율 : 발효될 때 물이 많이 나오지 않으므로 재료와 설탕의 비율은 1대 1로 한다.

④ 발효와 숙성 시간 : 1차 발효는 100일로 하고, 2차 발효는 100일 이상으로 한다. 매콤한 맛이 들고 숙성이 잘 되면 개운한 느낌이 든다.

⑤ 복용시 주의 사항 : 꿀이나 술과는 맞지 않으므로 함께 복용하지 말아야 한다.

29) 아카시나무 효소액

- 성분

아카시나무에는 이뇨작용을 돕는 아카세틴이 들어 있어서 전립선이나 소변으로 고통받는 사람이 복용하면 효과가 있다. 또한 근육을 강화하는 아미노산이 들어 있으며, 살균작용을 돕는 리친이 들어 있다.

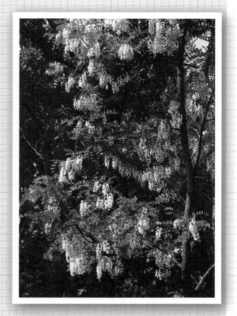

- 만드는 방법

① 채취 방법 : 잎은 어린 것부터 다 자란 것까지 관계없으나 억세지 않은 것이 좋다. 채취할 때 가시가 많으므로 장갑을 사용해야 한다.

② 다듬기 : 꽃을 다듬을 때 꽃받침과 꽃줄기를 떼어내어 만들면 효소액이 깔끔하다.

③ 배합 비율 : 발효할 때 물이 적게 나오므로 재료와 설탕의 비율은 1대 1로 한다.

④ 발효와 숙성 시간 : 1차 발효는 100일로 하고, 2차 발효는 100일 이상으로 한다. 완전히 발효되고 숙성되었을 때는 꽃이 있어서 은은한 향기가 돌고 그윽한 맛이 난다.

30) 옥수수 효소액

- 성분

옥수수에는 종양을 억제하는 메이신이 들어 있다. 따라서 예전 현대의학이 발달하기 전 한약에 종양을 억제하는 약재에는 옥수수 가루가 포함되어 있다.

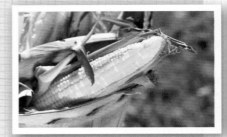

- 만드는 방법

① 재료 : 열매가 완전히 익지 않는 것으로 골라 싱싱할 때 만든다. 열매가 완전히 익은 것은 암술의 양이 적어 좋지 않다.

② 배합 비율 : 발효될 때 물이 적게 나오므로 재료와 설탕의 비율은 1대 1로 한다.

③ 발효와 숙성 시간 : 1차 발효는 100일로 하고, 2차 발효는 100일 이상으로 하되, 발효되는 기간이 길므로 자주 발효 상태를 확인해야 한다.

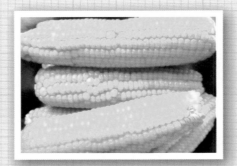

31) 자두나무 효소액

- 성분

자두나무에는 혈압상승을 억 제하는 폴리페놀과 산화를 방지 하는 안토시아닌이 들어 있으며, 체내 기능을 유지하는 데에 필요 한 마그네슘이 들어 있다. 그 밖에 망간, 철분, 인, 칼슘 등 우리 인체 에 필요한 여러 가지가 들어 있는 식물이다.

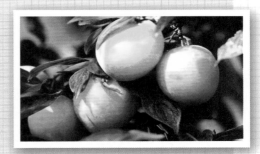

- 만드는 방법

① 재료 : 풋 열매부터 익은 열매까지 너무 익지 않은 것이 좋다.

② 배합 비율 : 발효될 때 물이 많이 나오므로 설탕의 비율을 1 이상으로 늘리고, 발효 중에 설탕이 부족하지 않은지 자주 확인하여 부족하다고 생각되면 그 위에 설탕을 뿌려 준다. 꿀을 사용해서는 절대로 안 된다.

③ 발효와 숙성 시간 : 1차 발효는 100일, 2차 발효와 숙성은 100일 이상으로 한다.

④ 담글 때의 주의 사항 : 씨앗에 독성이 약간 있으므로 발효 가스와 함께 배출 할 수 있도록 하고, 1차 발효가 끝나면 재료를 걸러내야 한다.

32) 헛개나무 효소액

- 성분

오늘날 헛개나무로 만든 음료수가 시중에 판매되면서 헛개나무에 대한 관심이 높아지고 있다. 헛개나무에는 간을 보호하는 암페롭신과 알코올을 분해하는 호베니틴스가 들어 있어서 오늘날 음

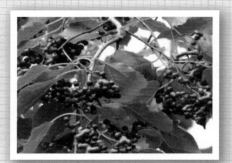

주자들에게 숙취로 많이 애용되고 있는 것이다. 그밖에 모세혈관을 강화하는 루틴과 뼈를 강화하는 칼슘, 피로 회복에 좋은 말산이 들어 있다.

- 만드는 방법

① 재료 : 잎은 어린 것에서부터 다 자란 것까지 사용할 수 있으나 싱싱한 것으로 한다. 잎은 광학성 작용을 해야 꽃이 필 수 있으므로 한 번에 많이 따지 않는 것이 좋다.

② 배합 비율 : 발효될 때 물이 적게 나오므로 물과 설탕을 1대 1로 한다.

③ 발효와 숙성 시간 : 1차 발효는 100일, 2차 발효는 100일 이상으로 한다. 발효가 되고 완전히 숙성되었을 때는 그윽한 맛이 돈다.

33) 오미자 효소액

_성분

오미자에는 암세포를 억제하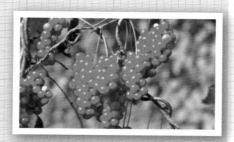
는 리그난과 면역력을 증가시키는
아연, 뇌기능을 유지하는 데 도움
을 주는 망간이 들어 있다. 또한 비
타민 A와 C가 많이 들어 있으며, 한
방에서는 폐를 보호하고 콩팥 기
능을 도우며 기침을 멎게 하고 갈증해소에 좋다고 한다. 최근 연구에
의하면 혈당이나 혈압 강하 작용을 하는 것으로 나타났다.

- 만드는 방법

① 9월에 오미자가 완전히 빨갛게 성숙된 것을 송이채 딴다. 물에 깨끗이 씻은
   다음 용기나 항아리에 넣는다.

② 나사식 마개가 있는 용기와 그렇지 않은 용기를 사용할 때 : 나사식 마개가
   달린 용기에 넣을 때는 용기의 마개를 힘주어 꽉 닫았다가 살짝 열어놓는
   다. 이렇게 하여 발효과정에서 생기는 가스를 밖으로 배출시키고 초파리가
   안으로 들어가지 못하도록 한다. 나사식 마개가 아닌 경우에는 천으로 덮고
   끈으로 묶어둔다.

③ 오미자와 설탕의 비율을 1대 1로 용기나 항아리에 넣고 100일 동안 발효시
   킨다.

④ 15일 동안 골고루 섞는다. 보름 후에 재료 위에 부어넣은 설탕이 반 이상 녹으면 용기 밑에 가라앉은 설탕도 동시에 녹도록 매일 위아래로 골고루 섞어준다. 이런 수고를 15일 동안 지속하여 설탕이 다 녹을 때까지 한다.

⑤ 1차 발효된 것을 거른다. 직사광선이 비치지 않는 곳에 두며, 효소를 처음 담근 날로부터 6개월이 지날 때까지 1차 발효과정이 진행되는 과정을 살핀다. 이 기간에는 재료가 완전히 발효액에 잠기도록 하는 것이 중요하다. 1차 발효가 끝나면 그물망으로 발효액을 걸러서 다른 그릇에 옮겨 담는다.

⑥ 2차 발효는 6개월 동안 지속시키고 숙성시킨다. 발효액만 다른 그릇에 담아 6개월간 2차 발효 및 숙성시킨다. 1주일에 적어도 한 번씩은 살펴서 곰팡이가 생기지 않는지 살핀다.

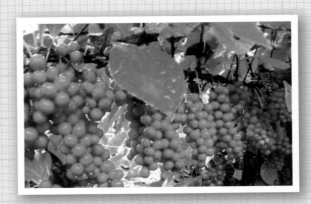

34) 포도 효소액

-성분

포도는 유기산이 많고 당분과 탄수화물이 풍부하며, 비타민 B와 C가 함유되어 있으며, 포도 줄기에는 자당, 전분, 타닌이 함유되어 있다. 포도는 항암 작용과 항산화작용을 하는 폴리페놀이 풍부해 암과 심장병 예방에 좋다.

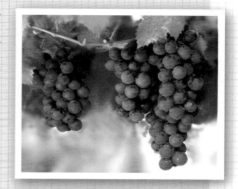

- 만드는 방법

① 포도알을 따서 물에 깨끗이 씻은 다음 용기에 담는다. 가급적 제철에 포도를 따서 담그는 것이 좋다.

② 설탕을 준비하고 주재료의 비율을 1대 1로 한다. 비율을 가급적 정확히 하기 위해 물기가 다 마른 후에 무게를 저울에 측정한 다음 그와 같은 무게의 설탕을 넣는다.

③ 나사식 마개가 있는 용기와 그렇지 않은 용기를 사용할 때 : 나사식 마개가 달린 용기에 넣을 때는 용기의 마개를 힘주어 꽉 닫았다가 살짝 열어놓는다. 이렇게 하여 발효과정에서 생기는 가스를 밖으로 배출시키고 초파리가 안으로 들어가지 못하도록 한다. 나사식 마개가 아닌 경우에는 천으로 덮고 끈으로 묶어둔다.

④ 15일 동안 골고루 섞는다. 보름 후에 재료 위에 부어넣은 설탕이 반 이상 녹으면 용기 밑에 가라앉은 설탕도 동시에 녹도록 매일 위아래로 골고루 섞어준다. 이런 수고를 15일 동안 지속하여 설탕이 다 녹을 때까지 한다.

⑤ 1차 발효된 것을 거른다. 직사광선이 비치지 않는 곳에 두며, 효소를 처음 담근 날로부터 6개월이 지날 때까지 1차 발효과정이 진행되는 과정을 살핀다. 이 기간에는 재료가 완전히 발효액에 잠기도록 하는 것이 중요하다. 1차 발효가 끝나면 그물망으로 발효액을 걸러서 다른 그릇에 옮겨 담는다.

⑥ 2차 발효는 6개월 동안 지속시키고 숙성시킨다. 발효액만 다른 그릇에 담아 6개월간 2차 발효 및 숙성시킨다. 1주일에 적어도 한 번씩은 살펴서 곰팡이가 생기지 않는지 살핀다.

⑦ 포도 효소를 먹을 때는 물과 4대 1의 비율로 희석시킨 다음 먹는다.

35) 연꽃 효소액

-성분

연에 함유된 레스틴 효소는 세포막을 구성하는 물질로 혈관 벽에 콜레스테롤이 침착하는 것을 막아준다. 혈전 용해 효과가 뛰어나 고지혈증, 중성지방, 콜레스테롤 수치가 높은 사람에게 좋다.

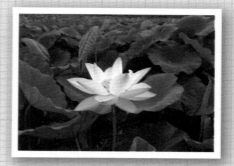

- 만드는 방법

① 연꽃은 제철인 7~8월에 따서 물에 깨끗이 씻은 다음 꽃은 그대로 넣고, 잎은 잘게 썰어 용기에 넣는다.

② 설탕을 자료와 1대 1의 비율로 하여 용기에 넣는다.

③ 나사식 마개가 있는 용기와 그렇지 않은 용기를 사용할 때 : 나사식 마개가 달린 용기에 넣을 때는 용기의 마개를 힘주어 꽉 닫았다가 살짝 열어놓는다. 이렇게 하여 발효과정에서 생기는 가스를 밖으로 배출시키고 초파리가 안으로 들어가지 못하도록 한다. 나사식 마개가 아닌 경우에는 천으로 덮고 끈으로 묶어둔다.

④ 15일 동안 골고루 섞는다. 보름 후에 재료 위에 부어넣은 설탕이 반 이상 녹으면 용기 밑에 가라앉은 설탕도 동시에 녹도록 매일 위아래로 골고루 섞어

준다. 이런 수고를 15일 동안 지속하여 설탕이 다 녹을 때까지 한다.

⑤ 1차 발효된 것을 거른다. 직사광선이 비치지 않는 곳에 두며, 효소를 처음 담근 날로부터 6개월이 지날 때까지 1차 발효과정이 진행되는 과정을 살핀다. 이 기간에는 재료가 완전히 발효액에 잠기도록 하는 것이 중요하다. 1차 발효가 끝나면 그물망으로 발효액을 걸러서 다른 그릇에 옮겨 담는다.

⑥ 2차 발효는 6개월 동안 지속시키고 숙성시킨다. 발효액만 다른 그릇에 담아 6개월간 2차 발효 및 숙성시킨다. 1주일에 적어도 한 번씩은 살펴서 곰팡이가 생기지 않는지 살핀다.

⑦ 마실 때는 효소 1에 찬물 5의 비율로 희석시켜 먹는다.

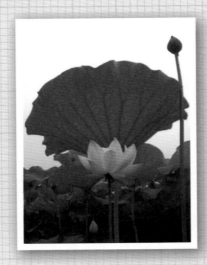

36) 사과 효소액

-성분

사과의 주성분은 탄수화물이고, 식이 섬유, 비타민 C, 칼슘 등의 성분이 함유되어 있어 건강에 좋다.

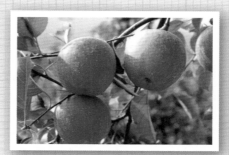

- 만드는 방법

① 효소를 만들 때는 9~11월 사이에 빨갛게 완전히 익은 것을 따서 재료로 사용한다.

② 물에 깨끗이 씻은 다음 물기를 완전히 뺀 다음 4등분 한다. 속 씨를 빼낸 다음 항아리나 용기에 넣는다.

③ 나사식 마개가 있는 용기와 그렇지 않은 용기를 사용할 때 : 나사식 마개가 달린 용기에 넣을 때는 용기의 마개를 힘주어 꽉 닫았다가 살짝 열어놓는다. 이렇게 하여 발효과정에서 생기는 가스를 밖으로 배출시키고 초파리가 안으로 들어가지 못하도록 한다. 나사식 마개가 아닌 경우에는 천으로 덮고 끈으로 묶어둔다.

④ 15일 동안 골고루 섞는다. 보름 후에 재료 위에 부어넣은 설탕이 반 이상 녹으면 용기 밑에 가라앉은 설탕도 동시에 녹도록 매일 위아래로 골고루 섞어준다. 이런 수고를 15일 동안 지속하여 설탕이 다 녹을 때까지 한다.

⑤ 1차 발효된 것을 거른다. 직사광선이 비치지 않는 곳에 두며, 효소를 처음 담

근 날로부터 6개월이 지날 때까지 1차 발효 과정이 진행되는 과정을 살핀다. 이 기간에는 재료가 완전히 발효액에 잠기도록 하는 것이 중요하다. 1차 발효가 끝나면 그물망으로 발효액을 걸러서 다른 그릇에 옮겨 담는다.

⑥ 발효액만 다른 그릇에 담아 6개월간 2차 발효 및 숙성시킨다. 1주일에 적어도 한 번씩은 살펴서 곰팡이가 생기지 않는지 살핀다.

⑦ 효소는 저온냉장고에 보관한다. 마실 때는 효소 1에 찬물 5의 비율로 희석시켜 먹는다.

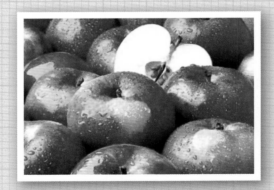

37) 매실 효소액

-성분

매실은 알칼리성으로 비타민과 미네랄이 풍부하고 식이 섬유는 살구보다 2배나 더 들어 있다. 위장 기능에 좋고 갈증을 멈추게 하며, 피로회복에 좋다.

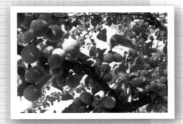

- 만드는 방법

① 6월중 푸른 매실을 딴다. 물로 깨끗이 씻어서 채반에 받혀 완전히 물기를 뺀 다음 3일 정도 그대로 두면 황록색으로 변한다.

② 나사식 마개가 있는 용기와 그렇지 않은 용기를 사용할 때 : 나사식 마개가 달린 용기에 넣을 때는 용기의 마개를 힘주어 꽉 닫았다가 살짝 열어놓는다. 이렇게 하여 발효 과정에서 생기는 가스를 밖으로 배출시키고 초파리가 안으로 들어가지 못하도록 한다. 나사식 마개가 아닌 경우에는 천으로 덮고 끈으로 묶어둔다.

③ 항아리나 용기에 매실을 넣는다. 설탕을 1대 1 비율로 넣고 100일 동안 발효시킨다.

④ 발효가 다 되면 열매의 씨앗을 제거한다. 과즙은 장아찌로 먹고 효소는 용기에 붓는다. 저온 냉장에 보관한다.

⑤ 효소와 찬물의 비율을 1대 4로 희석하여 먹는다. 효소에 소주를 부어 매실주를 만들어 먹을 수도 있다.

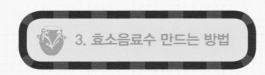
3. 효소음료수 만드는 방법

1. 효소음료수 총괄

① 재료는 칼이나 작두로 적당하게 자른다.

재질에 수분이 많고 연한 것은 다소 크게 썰고, 수분이 적고 단단한 것은 잘게 썬다.

② 큰 그릇에 재료와 황설탕을 골고루 섞는다.

황설탕을 재료의 수분 함량에 따라 4분의 1에서 2분의 1정도 넣는다.

③ 골고루 섞은 재료를 항아리에 담는다.

설탕에 골고루 버무린 재료는 손으로 잘 눌러 가면서 채워야 설탕이 재료의 표면에 착 달라붙어 즙액이 잘 빠져나온다.

④ 윗면에 설탕을 골고루 뿌린다

재료의 윗면이 보이지 않도록 설탕을 골고루 뿌린 후 그 위에 구운 소금을 한 줌 뿌린다.

⑤ 한지로 덮개를 하고 만든 날짜 등을 기록한다.

연월일, 효소이름, 설탕의 양 등을 적는다.

고무줄로 매어 이물질이 들어가지 않도록 한다.

⑥ 햇볕이 들지 않는 어두운 곳에 둔다.

재료를 매일 한 번씩 뒤집어 준다.

⑦ 5~7일 정도면 발효가 완성된다.

　　달면서도 약간 톡 쏘는 듯한 신맛이 난다.

　　재료의 성분과 수액이 빠져나오면 가벼워진 재료는 남아 있

　　는 섬유질에 의해 떠오르며, 재료의 색깔도 녹색에서 연두색

　　이나 황록색으로, 또는 붉은색에서 분홍색으로 탈색된다.

⑧ 소쿠리로 즙액을 거른다.

⑨ 거른 즙액을 항아리에 숙성시킨다.

　　2차 발효에 의해 거품이 올라온다.

⑩ 2~3개월 숙성시킨다.

　　촘촘한 망으로 거품과 앙금을 걷어 내고 숙성시킨다.

⑪ 저온 저장 창고나 냉장고에 보관하면서 음용한다.

⑫ 오래 보관하는 것은 설탕을 더 넣는다.

　　당분이 증가하면 미생물의 활동이 줄어 오래 보관할 수 있다.

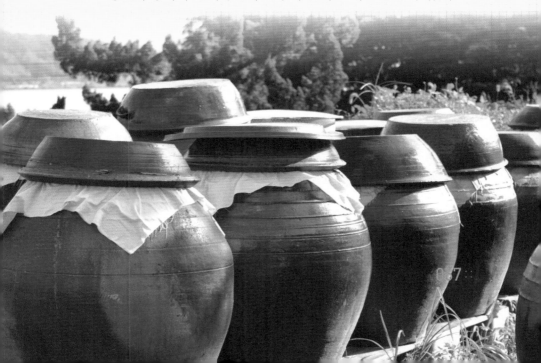

1) 과일 효소음료 만들기

-재료

일반적으로 재배한 과일은 수분 함량이 많으므로 과일 10kg에 황설탕 10kg을 넣는다. 그러나 사과나 배 같은 것은 수분 함량이 다른 과일에 비해 더 많으므로 재료 10kg에 황설탕 11kg 정도 넣으면 되고, 산에서 나는 돌배, 돌복숭아, 산딸기, 다래, 오미자, 머루 등은 재배 과일에 비해 수분 함량이 적으므로 재료 10kg에 황설탕은 7~8kg 정도 넣으면 된다.

포도와 같이 당도가 높은 것도 재료 10kg에 황설탕 7~8kg 정도면 된다. 재료에 이미 당이 많이 들어 있으므로 설탕을 다소 적게 넣어야 발효도 잘 되고 맛도 좋다. 또한 매실과 같이 열매의 과육에 비해 씨앗이 너무 큰 것도 재료 10kg에 설탕은 7~8kg 정도 넣는 것이 적당하고, 유기농으로 재배한 사과 등의 과일도 일반 과일보다 수분 함량이 적으므로 재료10kg에 황설탕 7~8kg 정도면 충분하다.

- 발효시키는 방법

재료를 황설탕에 잘 버무려 담은 용기는 직사광선을 피하고 통풍이 잘 되는 청결한 곳에 둔다. 하루 이틀이 지나면 설탕의 삼투압 작용에 의해 재료의 수분과 영양분이 빠져나오면서 발효가 시작된다.

용기 속의 재료는 여름에는 하루에 한 번 정도 뒤집어 주고, 겨울에는 2~3일에 한 번 정도 뒤집어 준다. 뒤집어 주는 이유는 호기성 미생물과 혐기성 미생물의 밸런스를 유지하기 위해서 산소를 공급하는 것이다. 효모균은 산소가 없으면 발효 시 알코올을 많이 만든다. 그래서 옛날부터 술을 만들 때는 항상 항아리의 입구를 밀봉해두었다.

　　그러나 효소음료는 가능한 한 알코올은 적게 만들고 효소는 많이 만들어야 하므로 덮개를 밀봉하지 않고 한지로 덮어 공기구멍을 두어야 한다. 그러다 보니 재료의 윗면은 항상 공기에 노출되어 있으므로 쉽게 산패하는 원인이 되므로 자주 뒤집어 주는 것이다.

　　뒤집어 주는 것을 하루 이틀 잊어버리는 동안에 어느새 재료의 윗면에 곰팡이가 낄 수도 있다. 이럴 때는 곰팡이가 낀 재료를 잘 걷어낸 후 다시 뒤집어주면 된다.

　　발효가 다 되었는지 판단하는 기준은 색깔과 향이다. 재료의 성분과 수액이 빠져나오면 가벼워진 재료는 남아 있는 섬유질에 의해 떠오르며 색깔도 녹색에서 연두색이나 누런 황록색으로, 또는 붉은색에서 분홍색 등으로 탈색되며 비린내가 나지 않고 달콤한 향기가 나면 발효가 끝난 상태이다. 대략 이렇게 발효되는 데는 5~7일 정도면 충분하다.

- 온도와 발효 기간

발효를 위한 온도는 22℃~24℃가 적당하며, 대략 5~7일 정도면 발효가 된다. 20℃ 정도면 7~14일, 12℃~14℃ 정도면 1개월 이상 걸릴 수 있다. 온도가 너무 낮으면 발효가 더디고 풋내가 나며 맛도 떨어진다. 김장김치도 김치 냉장고에 넣을 때 2~3일 정도면 발효가 되지만 온도가 너무 높으면 이상 발효하기 쉽다.

- 숙성시키는 방법

숙성을 위해 다른 항아리에 즙액을 따를 때도 항아리의 3분의 2 정도만 채우도록 해야 한다. 숙성시 2차 발효에 의한 거품이 덮개를 밀고 올라올 수 있기 때문이다.

보존은 직사광선을 피하고 통풍이 잘 되며, 서늘하고 청결한 곳이면 좋다. 발효에 의해 극도의 질적 변화를 일으키지 않도록 효소의 활성을 높이는 고온의 장소나 햇볕이 잘 드는 장소 등은 절대로 피하고, 온도가 차고 어두운 곳이나 냉장고같이 가능한 한 활성을 높이지 않는 장소에 보존하는 것이 현명하다.

- 만들 때의 요령

물론 이러한 효소음료를 만드는 데 여러 가지 요령이 필요함은 말할 것도 없다.

① 과일이나 야채를 잘게 썰 때 썬 부위가 변색되지 않도록 가능한 한 빨리 설탕에 버무려야 한다. 자칫하면 잘게 썬 부위가 공기나 빛에 닿아 산화해 버리게 된다. 특히 사과 등은 썬 부위가 금방 산화하기 쉽다. 영양소ㆍ생명소라고도 할 수 있는 것이 이때 파괴될 수 있으므로 가능한 한 빨리 설탕을 뿌려야 한다.

② 과일이나 야채 등의 재료와 설탕의 비율에 따라 품질도 다르고 보존 기간도 다르게 된다.

③ 사과는 어떤 때에도 재료로서 이용 가치가 높다고 할 수 있다. 사과에 있는 유산균이 잡균을 방지하는 데도 도움이 되기 때문이다. 부패 발효하기 시작하여 조금 산미를 띨 경우, 초기 단계에 사과를 잘게 썰어 넣으면 어느 정도 방지하는 데도 도움이 된다.

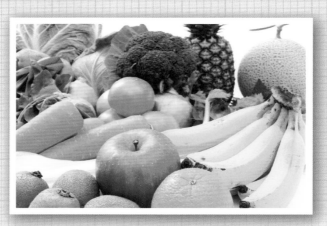

2) 야채 효소음료 만들기

- 재료

야채는 일반적으로 과일에 비해 종류가 다양할 뿐 아니라 수분
함량에도 차이가 많이 나므로 설탕의 양을 잘 조절해야 한다.

① 비트 · 당근 · 무 등과 같은 뿌리류는 수분 함량이 많으므로 재료의 무게에 비
해 설탕의 양은 2분의 1이나 1 정도.
② 샐러리와 같은 잎 · 줄기류는 재료의 무게에 비해 설탕의 양은 3분의 1 정도.
③ 파슬리는 재료의 무게에 비해 설탕의 양은 4분의 1 정도.
④ 시금치는 재료의 무게에 비해 설탕의 양은 4분의 1이나 3분의 1 정도.
⑤ 미나리는 재료의 무게에 비해 설탕의 양은 2분의 1 정도면 된다.

■ 항아리에 넣는 방법

① 적당하게 썬 야채는 설탕에 잘 버무려 항아리에 넣는다.
② 과일과 마찬가지로 야채도 한꺼번에 10㎏을 썰면 앞에 썰어 놓은 것은 썰린
단면이 공기 중의 산소에 의해 산화되므로 2㎏ 정도 썰고 재료가 돌미나리
라면 1㎏의 설탕에 버무려 항아리에 넣고 또 2㎏ 썰고 1㎏의 설탕에 버무려
항아리에 넣기를 반복하면 된다(어느 정도 숙달이 되면 손놀림이 빨라지므로 재
료의 양을 늘려도 된다)

③ 마지막 썬 것을 버무려 항아리에 넣은 후 손
으로 골고루 눌러 주고 남은 1kg의 설탕을
재료가 보이지 않도록 위에 고루 뿌린다. 그
리고 그 위에 구운 소금을 한 줌 뿌린 후 한
지로 입구를 봉하면 된다. 첫 번째와 두 번
째에 썬 돌미나리 각각 2kg에 설탕은 500g
씩만 넣어 버무리면 1kg의 설탕이 남게 된
다(아래의 재료는 삼투압 작용에 의해 빠져나
온 수액에 의해 절여지므로 아래쪽은 설탕의 양
을 약간 적게 위쪽은 약간 많게 한다)

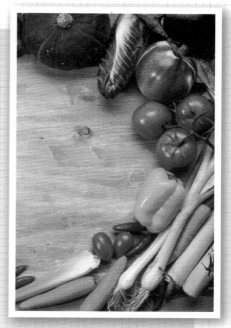

④ 설탕에 버무린 야채를 항아리 입구까지 아무리 꾹꾹 눌러 담아도 다음날이
면 소금에 절인 배추처럼 숨이 죽어 항아리의 3분의 2 정도밖에 되지 않는
다. 숨이 죽은 상태가 이 정도면 발효에 아주 적당한 양이다. 그러나 큰 그릇
에 재료와 설탕을 버무린 채로 장시간 두었다가 항아리에 담을 경우에는 항
아리의 4분의 3만 채워야 한다.

⑤ 설탕에 골고루 버무린 재료는 손으로 잘 눌러 가면서 채워야 설탕이 재료의
표면에 착 달라붙어 즙액이 잘 빠져나온다.

3) 양념류 효소음료 만들기

- 재료

양념인 마늘·생강·양파 등을 따로 발효시켜 다른 효소음료와 함께 야채샐러드에 드레싱으로 사용하거나 고기를 잴 때 사용하면 비린내를 없애고 고기를 부드럽게 해준다. 물론 특정의 목적으로 음용해도 된다. 마늘이나 생강, 양파 등에도 건강에 좋은 성분은 잔뜩 들어 있기 때문이다.

- 만드는 방법

① **마늘** : 마늘은 항균력이 강하며 발효가 잘 되지 않으므로 인내가 필요하다. 재료에 대한 설탕의 양은 3분의 1 정도면 되지만 발효 기간만 하더라도 반 년 이상이 걸릴 수 있다. 통마늘의 뿌리와 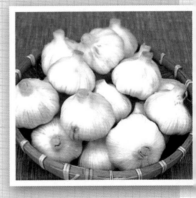 흙을 제거한 후 가로로 반으로 잘라 비틀면 분리하기가 쉽다. 대충 분리된 것을 항아리에 넣고 설탕을 그 위에 뿌리고 이렇게 반복하면 과일 효소음료처럼 만들 수 있다. 맷돌형의 녹즙기에 갈거나 절구에 빻아서 설탕에 버무리면 보다 빠르게 발효를 시킬 수 있다(믹서는 효소가 파괴되므로 안 됨). 마늘의 겉껍질은 삼투압 작용이 잘 되지 않으므로 통마늘을 그대로 사용하면

언제 발효될지 알 수가 없을 정도다.

② **생강** : 생강은 흙을 잘 씻어 낸 후 떡국의 떡 크기로 썰어 버무려도 좋고 샌드위치처럼 재료를 조금 넣고 설탕을 뿌리고 또 재료를 넣고 설탕을 뿌려도 된다. 재료에 대한 설탕의 양은 3분의 1 내지 2분의 1 정도면 되고 발효도 생각 외로 잘 된다.

③ **양파** : 양파는 과일처럼 수분이 많으므로 재료에 대한 설탕의 양은 2분의 1 내지 1 정도로 많이 넣어야 한다. 뿌리를 칼로 잘라내고 지저분한 겉껍질만 벗긴 후 크기에 따라 8~16 등분 정도로 자르면 된다. 너무 큰 것은 피하고 유기농으로 재배한 것은 알이 단단하고 작거나 적당한 크기이다. 양파는 지역에 따라 수확 시기가 다르다. 강원도의 고랭지에서 나오는 가을 양파는 수분이 적고 단단하므로 설탕을 적게 넣어야 한다. 양념류 효소음료도 만드는 방법은 과일 효소음료와 같으므로 '발효 기간이나 요령 · 숙성 · 보존'은 참고하면 된다.

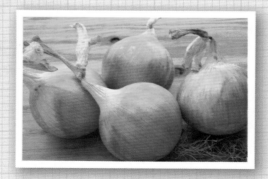

4) 야생초 효소음료 만들기

- 채취할 때 주의 사항

채취할 때 주의할 점은 차가 많이 다니는 길옆이라든지 오염된 곳, 한낮의 뜨거운 때나 비 온 후 바로 채취하는 것은 피해야 한다. 비가 내린 후 하루 이틀이 지나 채취하는 것이 좋고, 한낮의 뜨거운 때보다는 새벽이나 아침·저녁 서늘할 때 채취하는 것이 좋다.

같은 재료라 하더라도 채취할 때의 기온과 날씨에 많은 영향을 받는다. 예를 들면 비 온 뒤나 새벽이슬에 젖은 상태에서 채취하면 재료의 수분 함량이 한낮에 채취한 것에 비해 두 배 정도가 많다고 볼 수 있으므로 설탕의 양도 조절해야 한다.

- 만드는 방법

① 쑥 : 쑥은 이른 봄부터 초여름까지 부드러운 싹을 채취하여 언제든지 만들 수 있지만 맛과 향은 이른 봄의 새싹이 으뜸이다. 여름에는 쓴맛이 너무 강하여 맛과 향이 떨어진다. 이른 봄의 쑥은 나물로, 한 여름의 쑥은 약용으로 사용하면 된다.

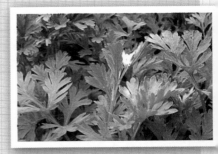

재료에 대한 설탕의 양은 3분의 1 내지 2분의 1 정도 넣으면 된다. 재료에 수분이 많으면 설탕을 2분의 1 정도 넣으면 되고, 가뭄이 심하여 재료에 수분

이 적으면 4분의 1 내지 3분의 1 정도 넣으면 된다. 크기는 3~5㎝ 정도로 썰면 적당하다.

② 돌미나리 : 돌미나리는 산골의 물이 흐르는 곳에 가면 신선한 것을 직접 채취할 수 있다. 하지만 도시에 사는 사람들이 돌미나리를 채취하기가 그리 쉽지만은 않으므로 봄에 시골 장터에서 구입하는 것도 한 방법이 될 수 있다. 재료에 대한 설

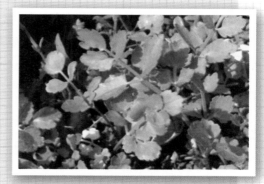

탕의 양은 2분의 1 정도면 되고, 크기는 3~5㎝ 정도로 썰어 설탕에 재면 된다. 돌미나리는 비타민이 많은 알칼리성 식품으로 혈액을 맑게 하므로 전신의 건강에 도움이 된다. 그러나 이보다 더 중요한 것은 미나리가 가지고 있는 정화 능력이다.

③ 질경이 : 질경이도 쑥과 마찬가지로 들판 어디에서나 볼 수 있는 흔한 풀이다. 수분 함량도 쑥과 비슷하므로 만드는 방법도 쑥과 동일하게 하면 된다. 질경이 잎에는 항암·항염증·항알레르기의 효과를 가진 '플라보노이드(식물의 잎·꽃·뿌리·열매·줄기 등에 많이 들어 있음)'를 비롯한 모든 질병의 원인 물질인 활성산소와 혈전을 제거하는 '타닌Tannin' 등이 많이 들어 있다.

그러나 질경이는 맛이나 향은 별로 기대할 수 없으므로 발효시킨 후 다른 효소와 함께 섞어 혼합 효소음료를 만드는 데 사용하는 것이 좋다.

④ 민들레와 씀바귀 : 민들레와 씀바귀는 건위제로, 애기똥풀은 진통제로 사용할 수 있으므로 종합 효소음료에 적당량을 혼합하면 건강에 많은 도움을 줄 수 있다. 그러나 이들은 맛이 너무 쓰므로 많은 양은 삼가는 것이 좋다. 재료에 대한 설탕의 양은 3분의 1 내지 2분의 1 정도면 되고, 크기는 3~5㎝ 정도로

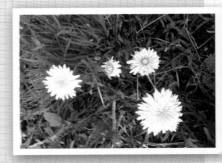

썰어 설탕에 재면 된다. 소화 기능이 좋지 않은 사람들은 민들레와 씀바귀 효소음료를 소주잔으로 한잔 마시는 것만으로도 많은 효과를 볼 수 있다. 애기똥풀은 양귀비의 사촌으로 강력한 진통 작용을 가진 백굴채라는 한약재이다. 여러 가지 통증으로 힘들 때 애기 똥처럼 황금색의 노란즙액을 가진 애기똥풀 효소음료를 만들어 두었다가 유용하게 사용하자.

⑤ 돌나물과 냉이 : 칼슘과 비타민 C가 많은 돌나물이나 비타민과 칼슘·철분을 다량 함유하여 이른 봄 춘곤증을 없애고 식욕을 돋우는 냉이도 재료에 대한 설탕의 양은 3분의 1 내지 2분의 1 정도면 된다. 크기는 2~5㎝ 정도면 되지만 돌나물보다는 냉이가 재질이 더

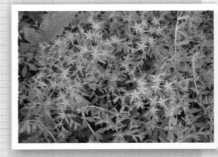

단단하므로 냉이는 다소 잘게, 돌나물은 다소 크게 듬성듬성 썰어도 된다.

⑥ 쇠비름과 소루쟁이 : 오메가-3 지방산이 풍부하여 피부염에 좋은 쇠비름, 염증과 가려움을 멈추게 하는 소루쟁이. 이들은 아토피성 피부염의 개선에 많은 도움을 주는 약초이기도 하다. 재료의 수분 함량에 따라 설탕의 양은 3분의 1 내지 2분의 1 정도 넣으면 된다. 크기는 5㎝ 내외면 적당하지만 쇠비름은 다소 작게, 소루쟁이 잎(소루쟁이의 뿌리는 당근처럼 떡국의 떡 크기 정도로 썰면 됨)은 다소 크게 썰어도 된다.

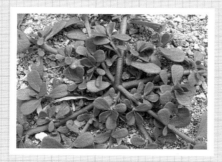

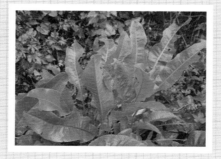

5) 산나물 효소음료 만들기

- 재료

자연이 준 유기농 · 무농약 야채인 산나물은 들에 자생하는 야생 초보다는 사람이 사는 민가와는 좀더 떨어진 깊은 산속에 자생하는 식물들이 많다.

산나물 중에는 익히 알고 있는 친숙한 것도 많지만 사실은 한 번 도 듣지도 보지도 못한 것들이 훨씬 더 많이 있다.

취나물, 참나물, 곰취, 단풍취, 당개지취, 우산나물, 개미취, 머위, 곤드레(고려엉겅퀴), 홀아비꽃, 산마늘, 미역취, 뚝갈두릅, 개두릅(음나무 순), 둥골나물, 둥굴레 싹, 잔대 싹, 삽주 싹, 풀솜대(지장보살) 등등 너 무나 많아 다 나열할 수도 없다.

- 만드는 방법

산나물은 몇 종류를 모아서 한꺼번에 담으면 된다. 봄에 채취하는 산나물은 다 부드러우므로 재료에 대한 설탕의 양은 3분의 1 내지 2분의 1 정도면 되고, 재료 의 크기는 5cm 내외면 담그기에 적당하다.

산나물의 효소음료도 만드는 방법은 과일 효소음료와 같다.

6) 야생 열매 효소음료 만들기

- 재료

초여름에는 산 입구의 개울가에만 가더라도 시원한 계곡의 물소리와 함께 야생의 산딸기(복분자, 줄딸기 등), 오디, 돌복숭아 등을 얼마든지 만날 수 있다. 또 가을에는 야생의 머루, 다래, 으름, 오미자, 돌배 등 향이 짙은 야생의 열매들을 채취하여 자양 강장제로 사용할 수 있다.

산나물이나 야생의 열매는 식욕을 돋울 뿐 아니라 지친 심신의 원기를 보충하는 데는 으뜸이라 할 수 있으므로 종합 효소음료를 만드는 기본 재료가 된다.

야생초나 약초들은 약성이 강하므로 1년 내내 한두 가지만 먹을 수가 없다. 그러나 산나물과 야생의 열매로 만든 효소음료와 함께 복합으로 만들면 항암치료로 소화 기능이 피폐해진 분이라 하더라도 원기 회복과 면역력 증강에 많은 도움을 받을 수 있는 멋진 효소음료가 된다. 더구나 야생의 열매는 야생 효모와 효소가 아주 풍부할 뿐 아니라 영양가도 높아 음용 효과도 강력하다.

- 만드는 방법

만드는 방법은 과일 효소음료 만들기와 같다.

7) 새싹 효소음료 만들기

- 재료

새싹은 그 식물의 성장의 심벌이므로 정말 멋진 효소를 풍부하게 함유하고 있다. 찔레순, 다래순, 죽순, 두릅, 개두릅, 칡순, 둥굴레 싹, 삽주 싹, 잔대 싹, 고추나무 순, 전나무 순, 삼나무 순 등 대개 식용할 수 있다고 생각되는 새순만으로 착안하는 것이다.

식물의 생장점인 새싹으로도 너무나 훌륭한 효소음료를 만들 수 있지만 수분을 늘리고 음용하기에 편하게 만들기 위해 과일을 한 두 종류 넣어도 좋다. 그러나 어디까지나 따로따로 담아 나중에 혼합하는 것이 더욱 바람직하다.

재료 채취는 칡 순이라면 손으로 살짝 꺾을 수 있는 부분인 15~30cm까지의 연한 부분만 채취하고, 다른 모든 순들도 고사리를 채취하듯 손으로 재료가 쉽게 꺾어지는 부분까지만 채취하면 된다.

- 만드는 방법

① 찔레 순이나 다래순 · 고추나무 순 · 싸리나무 순 · 칡 순 · 토필 등은 수분 함량이 적으므로 재료에 대한 설탕의 양은 4분의 1 내지 3분의 1 정도면 충분하다. 재료의 크기는 3~5cm 정도면 된다.

② 둥굴레 싹이나 삽주 싹 · 잔대 싹 등은 재료에 대한 설탕의 양은 3분의 1 정도면 되고, 크기는 5cm 내외로 썰면 된다.

③ 죽순이나 두릅 · 개두릅과 같이 순이 크고 수분 함량이 많은 것은 재료에 대한 설탕의 양은 3분의 1 내지 1 정도로 설탕을 다소 많이 넣어야 하고, 재료

의 크기는 순의 밑 부분은 2㎝ 정도로 잘게 썰고 잎이 있는 윗부분은 5㎝ 정도로 다소 크게 썰어도 된다.

④ 수분이 적고 재질이 딱딱한 침엽수(소나무, 잣나무, 전나무, 삼나무 등)의 순은 녹즙기 등에 갈아 으깨고 설탕을 골고루 뿌리면 발효가 잘 된다. 재료에 대한 설탕의 양은 3분의 1 정도면 된다. 그러나 워낙 수분 함량이 적어 즙액을 추출하기가 쉽지 않다. 그러므로 소나무순과 같은 침엽수는 다음과 같은 방법을 이용하는 것도 좋다. 소나무순 10㎏에 설탕물을 먼저 준비한다.

8) 침엽수로 효소음료 만들기

① 30~40℃의 뜨겁지 않은 물 5.4L(3되)에 황설탕 10㎏을 넣어 녹인다(너무 뜨거우면 설탕에 붙어 있는 효모균 등이 죽게 되어 발효의 힘이 약해질 수 있다).

② 항아리에 10㎏의 소나무순을 3~4㎝ 정도의 크기로 잘라 넣는다.

③ 미리 준비해 둔 식힌 설탕물을 항아리에 붓는다(완전히 식히지 않으면 며칠 내로 뜬 내가 나거나 초 냄새가 날 수 있으며 맛이나 향이 변질될 수 있다).

④ 매일 한 번씩 뒤집어 준다(설탕물의 양이 소나무순의 양보다 적으므로 설탕물 위로 올라온 소나무순도 발효를 골고루 시키기 위해 매일 뒤집어 주어야 한다. 처음에는 뒤집기가 어려우나 하루 이틀 지나면 소나무순에 있는 성분이 빠져나오면서 쉽게 뒤집을 수 있게 된다).

⑤ 10~15일 정도면 발효가 되므로 즙액을 걸러 숙성시킨다(침엽수들은 재질이 단단하므로 재료의 성분을 추출하는 데 시간이 더 걸린다. 그러나 너무 오랜 기간 동안 발효를 시키면 타닌이 너무 많이 우러나와 떫은맛이 지나치게 많게 되므로 주의해야 한다).

3. 과일로 효소주스 만들기

1)사과와 당근 효소주스

- 성분

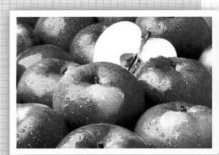

사과 껍질 밑 부분에는 안토시아닌과 카테킨을 고농도로 함유하고 있다. 따라서 사과는 껍질 채로 먹는 것이 좋다.

당근에는 활성산소를 억제하고 면역력을 높여주는 비타민A가 들어 있다.

- 재료

사과 2분의 1과 당근 2분의 1 비율로 한다.

- 만드는 방법

① 사과를 깨끗이 씻은 다음 껍질 채 적당한 크기로 썬다.

② 당근도 깨끗이 씻은 후, 껍질을 벗긴 다음 적당한 크기로 썬다.

③ 재료를 믹서에 넣고 간다.

- 효능

풍부하게 함유된 사과산과 구연산은 피로나 짜증을 풀어준다. 사과와 당근은 활성소를 억제하고 면역력을 높여준다.

2) 양배추와 소송채 효소주스

- 성분

양배추 바깥쪽 잎에는 비타민 A가 많이 함유되어 있고, 안쪽 잎에는 비타민 C가 풍부하다.

소송채는 치아와 뼈를 튼튼하게 하는 칼슘이 시금치의 3배 정도 함유되어 있다.

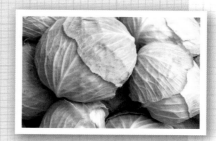

- 재료

양배추 4분의 1개와 소송채 한 다발 그리고 레몬즙을 조금 넣는다.

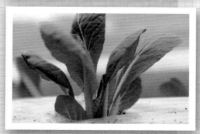

- 만드는 방법

① 양배추는 심을 제거한 다음 적당한 크기로 썬다.

② 소송채도 깨끗이 씻은 다음 적당한 크기로 썬다.

③ 재료를 믹서에 넣고 간다.

④ 레몬즙은 취향에 따라 넣는다. 반드시 레몬즙을 넣을 필요는 없다.

- 효능

위장을 편안하게 해주고, 배변이 원활하도록 도와준다. 양배추와 소송채는 녹즙을 싫어하는 사람들이 건강을 위해서 먹을 수 있는 영양식품이다.

3) 오렌지와 샐러리 효소주스

- 성분

오렌지에는 피부에 좋은 비타민 C가 풍부하게 들어 있으며, 신진대사에 좋고 식욕을 억제하는 효과가 있는 시네피린이 들어 있다.

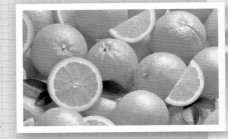

샐러리에는 이뇨작용을 돕고 혈액을 맑게 해주는 카로틴이 풍부하다.

- 재료

재료로는 오렌지 하나와 샐러리 2분의 1 비율로 한다.

- 만드는 방법

① 오렌지는 껍질을 벗겨 하나씩 떼어 넣는다.

② 샐러리는 깨끗이 씻어 적당한 크기로 썬다.

③ 재료를 믹서에 넣고 간다.

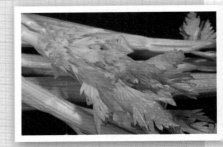

- 효능

신진대사가 활발하게 이루어져 다이어트에 효과적이다. 또한 오렌지의 산비성분의 비타민 A는 체지방을 연소시키는 효과가 있다.

4) 키위와 바나나 효소주스

- 성분

키위에는 피부에 좋은 비타민 C가 과일 중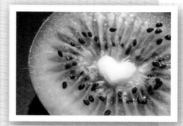에서 제일 많이 함유되어 있으며, 항산화작용을 하여 노화를 방지해주는 비타민 E도 많이 함유되어 있다. 이것은 냉증완화에도 도움이 되어 한약제로 사용되기도 한다.

또한 바나나에는 우리 인체에 해로운 독소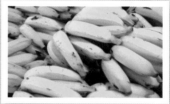를 제거해주는 칼륨, 마그네슘, 미네랄이 풍부하게 들어 있다.

- 재료

키위 2개와 바나나 1개, 기계에 갈리는 크기의 얼음 두 개나 세 조각 비율로 한다.

- 만드는 방법

① 키위와 바나나 껍질을 벗겨 적당한 크기로 썬다.

② 재료를 믹서에 넣고 간다.

- 효능

비타민 함유량이 제일 많은 과일인 키위와 몸의 균형을 유지해주는 바나나의 조합은 건강의 최고 컨디션을 유지하도록 해준다.

5) 오렌지와 자몽 효소주스

- 성분

오렌지 속껍질에는 우리가 비타민C를 쉽게 섭취하도록 도와주는 기능을 하는 성분이 들어 있다. 반면에 자몽에는 피부미용과 피로회복, 감기를 예방해주는 비타민 C와 구연산이 많이 들어 있다.

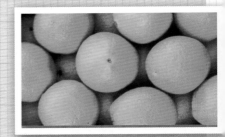

- 재료

오렌지 2분의 1과 자몽 1개의 비율로 한다.

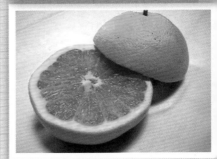

- 만드는 방법

① 오렌지와 자몽의 껍질을 벗겨 하나씩 떼어 넣는다.

② 재료를 주서나 믹서에 넣고 간다.

- 효능

피부가 부드러워지고 윤기가 난다. 비타민 C가 들어 있으므로 아침에 외출할 때 마시면 자외선 차단에도 효과가 있다.

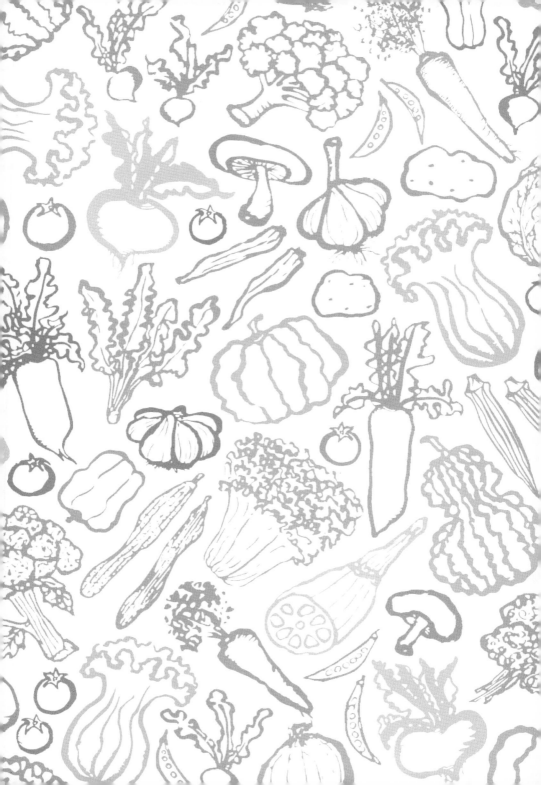

Part 2

효소의 중요한 기능

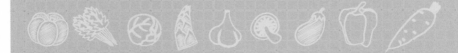

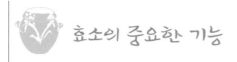

효소의 중요한 기능

소화를 촉진시킨다

지금까지 많은 사람들은 효소에 대해서 막연히 알고 있었다. 그저 우리 몸에 좋다는 정도로 알고 있었다. 그러나 우리 효소가 정말로 어떤 것이며, 어떤 작용을 하고 있는지는 알지 못했다.

오늘날 다시 각광을 받게 된 것은 효소가 TV광고를 위시해서 매체에 소개되면서부터이다. 그리하여 많은 사람들이 효소에 대해서 관심을 갖기 시작했다.

이제 효소가 우리 몸 안과 밖에서 얼마나 뛰어난 작용을 하고 있는지 구체적으로 알아보자. 설명하기 앞서 강조하고 싶은 것은 우리 효소는 세제나 약에 들어가 인간에게 도움을 주고 있으나 원래는 생물의 몸속에 있으면서 생명활동을 유지해 나가는 존재라는 사실이다.

먼저 효소가 우리 몸에서 어떤 역할을 하는지에 대해서 알아보자.

우리가 식사를 할 때 음식물을 씹어서 삼킨다. 씹은 음식물은 입안에서 위로, 그리고 장으로 보내진다. 이때 소화작용은 효소에 의해서 이루어진다. 효소는 음식물 곁에 붙어서 음식물을 소화시킨다.

음식물이 작은 입자로 되면 표면적이 커져서 많은 효소가 한 번에 달라붙을 수 있다. 그리하여 소화가 잘 되는 것이다.

침 속에는 'a-아밀라제'라는 효소가 들어 있다. 밥이나 빵의 주성분인 녹말은 '글루코스'라는 당이 많이 결합되어 만들어진 큰 분자이다. a-아밀라제는 녹말을 분해하여 작은 당으로 만든다. 밥을 계속 씹으면 단맛이 나는 것은 이 때문이다.

입 안에서 씹혀 내려간 음식물은 위로 보내진다. 위 안에서 음식물은 1.5~4시간 정도 머문다.

음식물은 먼저 위액과 섞인다. 위액은 강한 산을 함유하고 있기 때문에 음식물 속에 섞여 있는 세균이나 기생충은 대부분 죽어버린다. 이 산은 '펩신'이라는 효소가 작용하는 데에도 필요하다.

위의 다음은 소장이다. 소장에 들어간 음식물은 췌액, 담즙과 섞인다. 그 중에는 많은 양의 중탄산나트륨이 들어 있어서 위액 때문에 산성이 되어 있던 음식 소화물은 중화되어 중성의 pH가 된다. 췌액 중에는 여러 종류의 효소 무리가 들어 있다. 또 소장도 효소 무리를 함유한 소화액을 분비한다.

이들 효소의 작용으로 음식물 속이 탄수화물(녹말 등), 단백질, 지방 등은 분해되어 조각난다.

탄수화물은 글루코스 등의 작은 당으로, 단백질은 아미노산으로 분해되며, 지방은 지방산이 끊겨 온다. 그리고 이들 분해물들은 소장 내에 있는 '돌기'라는 기관에서 흡수된다.

위의 설명에서 알 수 있듯이, 효소가 작용하지 않으면 음식물은 소화되지 않고, 영양도 되지 않는다.

그런데 음식물의 소화는 효소가 하는 일의 일부분에 지나지 않는다. 음식을 소화하여 얻은 영양물에서 우리가 살아가기 위해 필요한 에너지나 몸을 만드는 재료를 만드는 것도 효소의 일이다.

근육을 움직인다

몸속의 화폐인 ATP를 만드는 것도 효소의 일이며, ATP를 사용하는 것도 효소의 일이다.

ATP를 사용하는 일에서 가장 먼저 눈에 띄는 것은 근육일 것이다. 근육은 몸 속에서 움직이는 기관의 대표로, 움직인다는 것은 살아 있다는 증거이다.

손이나 발 등의 근육을 잘 보면 굵기 0.1밀리미터 정도의 섬유가 많이 모여 있다. 이 섬유는 한 개의 가늘고 긴 세포로, 그 중에 '근원섬유'라는 섬유가 붙어 있다.

근원섬유는 근육을 수축하거나 이완하는 역할을 한다. 근원섬유는 굵은 필라멘트와 가는 필라멘트로 되어 있다. 굵은 필라멘트는 '미오신'이라는 효소가 만들고 있다.

손이나 발의 근육은 움직이고 싶을 때 움직일 수 있다. 뇌에서 내려온 명령이 신경을 거쳐 근육으로 전달되며, 여기서도 효소가 중요한 역할을 한다.

신경에서 근육으로 내려온 명령은 '아세틸콜린'이라는 물질이 신경의 말단에서 근육 세포로 방출되어 전달한다. 아세틸콜린이 근육세포를 자극하여 수축을 일으킨다.

그 후에 일이 끝난 아세틸콜린은 바로 분해된다. 이를 분해하는 것이 아세틸콜린에스테르 가수분해효소라는 효소이다.

만약 이 효소가 작용하지 않으면 아세틸콜린이 계속 남기 때문에 다른 명령을 전할 수 없게 된다. 즉, 근육은 운동의 자유를 잃어 몸이 마비되고 만다.

자연환경을 지킨다

물과 공기도 맑아지게 할 수 있다. 공장이 많은 지역에 독이 들어 있는 물질이 많이 생긴다. 그런 것들을 그냥 흘려보내면 강물은 금방 오염된다. 그러나 오염 물질을 분해하는 효소를 이용하면 그런 걱정을 많이 줄일 수 있다. 그리하여 이미 환경 정화에 효소가 많이 이용되고 있다.

인간 사회에서는 지금 지구의 환경 문제에 관심이 모아지고 있다. 그것은 좋은 일이다. 그러나 우리 효소가 지구상의 인간의 생존 환경을 만드는 데 공헌하고 있음도 잊어서는 안 된다.

이산화탄소의 증가가 문제가 되고 있지만 이산화탄소는 녹색 식물의 광합성 반응으로 점점 줄어든다.

광합성 반응이란 빛에너지를 이용하여 이산화탄소와 물에서 글루코스 같은 복잡한 유기 화합물과 산소를 만드는 반응이다. 이 반응은 많은 효소 무리의 협동작용으로 이루어진다. 그 짜임새는 먼저 언급한 TCA 사이클과 매우 비슷하다.

광합성으로 만들어진 글루코스는 인간이 먹는 음식의 기본이 된다. 야채나 곡물은 물론 고기나 우유, 생선도 살펴보면 결국 광합성 작용의 산물이다. 또, 광합성으로 만들어지는 산소는 인간이나 동물의 호흡에 필수적이다.

지구상에서는 매년 광합성으로 1000억 톤의 이산화탄소가 소비되어 글루코스로 변하고 있다고 한다.

녹색 식물이 줄어들고, 인간이 만들어내는 이산화탄소가 마구 증가하여 광합성과 균형이 맞지 않게 되면 당연히 무서운 일이 생기게 된다.

환경 보전에 대해서도 우리 효소는 큰 역할을 하고 있다. 그것은 '청소부'로서이다. 동물의 사체, 낙엽, 죽은 나무는 놓아두면 자연히 썩어 없어져 흙이 되는 것으로 보인다.

이것은 박테리아나 곰팡이에 의해 분해되기 때문이다. 사실은 박테리아와 곰팡이가 만들어내는 우리 효소의 작용에 의해서이다. 쓰레기가 분해되는 것도 물론 효소의 작용이다.

만약 효소의 작용이 없으면 지구는 동물 사체, 쓰레기, 낙엽 등으로 덮여 버리고 만다. 그 좋은 예로 인간이 만든 플라스틱은 효소의 작용을 받지 않는다. 그래서 버려도 썩지 않고 여기저기 남아 뒹굴고 있다.

지금 인간은 플라스틱 쓰레기의 처리에 골머리를 앓고 있다. 효소가 분해할 수 있는 플라스틱이 개발되면 좋겠지만 아직 그렇지 못하다.

Part 3

효소의 신비한 초능력

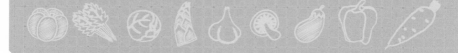

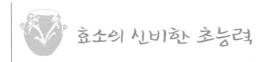

효소의 신비한 초능력

누가 효소를 발견하였는가?

효소의 존재를 인간이 알아차리기 시작한 것은 18세기 중반경이다. 프랑스의 레오므로(R. Raumer)는 작은 구멍을 낸 금속관 속에 고기 조각을 넣어 매에게 먹이고 한참 있다가 토하게 하고 나서 속의 고기가 녹아 있는 것을 관찰하였다.

18세기 말경 이탈리아의 박물학자인 스팔란차니(L. Spallanzani)는 동물의 위에서 꺼낸 위액을 고기에 뿌려 고기가 녹는 것을 확인하였다. 위액 안에 고기를 녹이는 무언가가 존재한다는 것을 안 것이다. 19세기가 되어 독일의 해부학자인 슈반(T. Schwann)은 고기를 녹이는 작용을 하는 위액 속의 효소를 발견하여 '펩신'이라는 이름을 붙였다.

한편, 슈반보다 이르게 프랑스의 페이언과 페르소(A. Payen and J.

Persoz)는 맥아에서 녹말을 당화하는 힘을 가진 물질을 꺼내어 '디아스타아제'라는 이름을 붙였다. 뒤에 파스퇴르(L. Passtrur)는 효소 전체를 디아스타아제라고 하고, 녹말을 가수분해하는 효소를 '아밀라제'로 하자고 제창하였기 때문에 프랑스에서는 오랫동안 효소를 디아스타아제라고 하였다.

현재의 '효소(enzyme)'는 1878년 퀴네(Kuhne)가 제창한 것으로 '뜸팡이 속에 있는 (en=속에 있는, zyme=효모)'이라는 의미의 그리스어를 기반으로 하고 있다.

뜸팡이는 글루코스로부터 알코올을 만들 수 있다. 즉 알코올 발효이다. 고기의 소화나 녹말의 분해와 달리 알코올 발효 반응은 훨씬 더 복잡하다.

논쟁은 끝났다. 독일의 화학자 리비히(J. F. von Liebig)는 발효는 뜸팡이의 표면에서 촉매를 일으킨다고 하는 설을 제창하였다. 즉 생명체가 아니고 특정 물질의 작용에 의한 것이라는 생각이다.

그에 대해 프랑스의 파스퇴르는 발효에는 살아 있는 뜸팡이가 필요하며 발효와 생명력과는 불가분의 관계가 있다고 주장하였다. 뜸팡이가 들어가지 않도록 한 목이 긴 플라스크를 사용하여, 발효에는 살아 있는 뜸팡이가 필요하다는 것을 증명한 실험은 유명하다.

이 논쟁에 종지부를 찍은 것은 독일의 부흐너(E. Buchner)이다. 리비히와 파스퇴르가 죽은 후 부흐너는 산 뜸팡이 대신 뜸팡이를 갈아 만든 액을 사용하여도 알코올 발효가 일어나는 것을 증명하였다.

즉, 생명력이나 세포의 구조와는 관계없이 효소가 작용하는 것을 증명한 것이다. 즉, 효소는 생명체에서 벗어나 혼자서 돌아다닐 수 있음을 알아낸 것이다. 1897년의 일이다.

부흐너는 1907년 노벨 화학상을 받았다. 노벨상은 1901년에 처음 수여되었기 때문에 제7회째가 된다.

덧붙이자면 알코올 발효는 12종류의 효소 무리의 협동으로 일어난다. 그 중 10가지는 해당계 효소와 같다.

인간은 촉매 작용을 갖는 효소의 존재를 알게 되었으나, 정체는 도대체 무엇인가, 즉 어떤 물질로 되어 있는가 처음에는 몰랐다.

1926년 미국의 섬너(J. B. Sumner)는 작두콩에서 '우레아 가수분해효소'라는 효소를 결정으로서 정제하여 단백질이라는 것을 밝혔다.

섬너의 결과는 바로 받아들여지지 않았으나 이어서 노드롭(J. H. Northrop)이 위의 '펩신'과 췌장의 단백질 가수분해효소인 '트립신' 및 '키모트립신'을 단백질 결정으로 정제하였다.

1930년 이후에 효소의 본체는 단백질로 널리 인정받아 섬너와 노드롭은 1946년에 노벨 화학상을 받았다.

즉, 효소는 단백질의 일종이다. 단백질이 생명 현상의 실제 담당자라고 하였으며, 단백질의 가장 중요한 멤버는 위 효소이다.

오늘날에는 많은 효소 무리가 결정으로 얻어져 있다.

효소의 이름과 번호

인간과 같이 효소에도 각기 이름이 있다. 역사적으로는 여러 가지 혼란이 있었지만 오늘날에는 국제 생화학 연합에 효소 명명 위원회가 있어서 정리하고 있다.

이름은 원칙적으로 해당 효소가 촉매하는 화학 반응을 따른다.

이름은 두 종류가 있어서 반응의 종류를 정확하게 나타내는 '계통명'과 일상적으로 사용하기 위해 간략화한 '상용명'이 있다. 여기에 다시 번호가 붙는다.

영광의 첫 번째 번호 1은 상용명 '알코올 탈수소효소(alcohol dehyrogenase)'라는 효소이다. 정확하게는 번호 1.1.1.1.로 1이 네 개 붙는다.

알코올 탈수소효소는 알코올을 알데히드로 변화시킨다. 그때, 알코올에서 수소 원자를 두 개 취하지만 계속 갖고 있는 것은 아니다. 수소 원자를 돕는 상대가 있다.

그 역할을 하는 것은 'NAD'라는 화합물로 효소의 보조자이다. 알코올 탈수소효소는 사람이 술을 마셨을 때 활약한다.

수소를 취하는(탈수소) 반응은 영어로 dehydrogenation이라고 한다. alcohol dehydrogenase라는 이름은 여기에서 온 것이다. 이것은 상용명이지만 계통명은 수소 원자를 전하는 상대까지 정확하게 하기 때문에 'alcohol : NAD+oxidoreductase'라는 긴 이름이 된다.

산화환원효소는 수소 원자를 주고받는 효소라는 의미를 지닌다.

촉매하는 반응의 종류를 정확하게 나타내고 있지만 번잡하므로 여기서는 상용명을 사용한다.

상용명은 'alcohol dehydrogenase'와 같이 촉매로서 작용하는 반응의 어미에 '-ase'를 붙인 형태가 대부분이다. 그러나 단백질 가수분해효소인 트립신(trypsin), 펩신(pepsin) 등 몇몇 효소는 '-in'으로 끝난다. 역사적으로 정해진 이름이기 때문이다.

쪽팡이의 세포벽을 분해하는 효소는 리소짐(lysozyme)이라 한다. 기묘한 것은 티오황산 황전달효소(rhodanese)인데 '-ase'가 아니고 '-ese'로 끝나고 있다.

'-ase'를 '-아제'로 읽는 것은 독일식 발음이다. 명치 시대의 일본은 독일의 과학을 주로 받아들였기 때문에 독일어식으로 읽게 되었다. 그러나 제 2차세계대전 이후 미국의 힘이 팽창되어 과학 분야에서도 영어가 널리 쓰이게 되었다.

영어로 읽으면 '-ase'는 '-에이스'가 된다. 'dehydrogenase'는 디하이드로지네이스, 'lysozyme'은 라이소자임, 'lipase'는 라이페이스로 읽게 된다.

현재 학회에서 독일어식으로 읽는 사람과 영어식으로 읽는 사람의 세력은 반반씩이다. 문장은 독일어식으로 쓰고, 말은 영어식으로 하는 사람이 많다. 재미있는 이중 구조의 문화이다.

효소의 수퍼파워

야구 투수에게 중요한 것은 스피드 조절이다. 촉매도 마찬가지로 중요한 것은 역시 스피드 조절이다. 그리고 우리는 이 점에서 자신이 있다.

먼저, 무리의 스피드다. 화학 반응을 어느 정도 빠르게 할 수 있는가는 효소에 따라 다르지만 10배에서 1020배가지다.

약간 다른 각도에서 효소의 스피드를 생각하여 보자. 카탈리아제라는 효소가 있다. 이것은 과산화수소를 분해하여 물과 산소로 하는 반응을 촉매하는 효소다. 과산화수소는 몸에 해로운 독이므로 카탈리아제는 몸을 보호하는 작용을 하고 있다. 카탈리아제 한 분자는 일 초에 9만 개의 과산화수소 분자를 분해한다.

우리 효소 무리에는 더 굉장한 것이 있다. 예로서 탄산 탈수소 효소다. 이것은 이산화탄소와 물을 반응시켜서 탄산수소 이온을 만든다. 몸의 여러 조직에서 생긴 이산화탄소는 혈액 속으로 배설되며 적혈구 속의 탄산 탈수소효소의 작용으로 바로 탄산수소 이온으로 변한다. 탄산수소 이온 쪽이 이산화탄소보다 물에 잘 녹기 때문에 정맥을 통해 폐로 운반하는 데 편리하다. 탄산 탈수소효소 한 분자는 일 초에 60만 개의 이산화탄소 분자를 물 분자와 반응시킨다.

속도가 빠르다고 좋은 것만은 아니다. 예를 들면 DNA의 이중나선을 만드는 DNA 지령 DNA 중합효소 한 분자는 일 초에 15회의 화학 반응을 일으킨다. 이중나선을 틀리지 않게 만드는 것이 매우 중요한 일이므로 간단한 반응을 담당한 효소보다 속도가 떨어져도 어쩔 수 없다.

사실, 우리 효소가 촉매로서 가장 자랑할 수 있는 것은 스피드가 아니고 정해진 물질에 정해진 반응을 틀림없이 수행하는 능력이다.

밥의 주성분인 녹말을 분해하여 글루코스를 만드는 반응을 생각하여 보자. 녹말은 글루코스가 다수 결합한 거대의 분자로 다당의 하나다. 이를 화학적인 방법으로 분해하는 것은 물론 가능하다. 녹말에 황산과 같은 강한 산을 가해 가열하면 될 것이다. 한편, 몸 속에서는 α-아밀라제라는 효소가 녹말을 분해한다

황산과 α-아밀라제를 비교해 보자. 황산은 무차별적으로 여러 물질을 공격한다.

예로서 식물 섬유의 주성분은 '셀룰로오스'라는 다당으로 황산과 가열하면 분해된다. 곤약의 주성분인 글루코만난도 다당이지만 역시 황산과 가열하면 분해된다. 아니, 다당류뿐이 아니고 단백질이나 RNA, DNA같이 구조가 전혀 다른 생체 거대분자도 황산과 가열하면 분해되고 만다.

그러나 우리 효소 무리의 하나인 α-아밀라제는 그렇지 않다. 37℃라는 온화한 조건에서 녹말만을 분해한다. 셀룰로오스나, 곤약의 만난은 절대 분해하지 않는다(그래서 셀룰로오스나 글루코만난은 먹어도 영양이 되지 않는다).

물론 단백질이나 DNA에는 전혀 작용하지 않는다. 소화액이 만

약 끓는 황산과 같이 아무것이나 무차별적으로 공격하면 내장이 녹아 버리고 말아 살 수 없다(위는 소화 효소에 의해 소화되지 않도록 교묘한 장치를 가지고 있다).

우리 효소는 각기 특정의 물질을 선택하여 그 물질에만 작용한다. 이 성질을 효소의 '기질 특이성'이라고 한다.

'기질'이란 효소의 작용을 받아 화학 반응을 일으키는 물질을 말한다. α-아밀라제의 경우 기질은 녹말이며, 알코올 탈수소효소의 기질은 알코올이다. 효소와 기질의 관계는 '열쇠와 자물쇠'의 관계로 비유된다.

효소는 반응의 양식에 대해서도 '특이성'을 갖는다. 어느 정해진 반응의 양식에만 촉매로서 작용한다. 예를 들자면 알코올 탈수소효소의 경우는 수소를 주고받는 반응(산화환원반응), α-아밀라제는 가수분해라는 양식의 화학 반응에 촉매 역할을 한다.

그러므로 작은 세포 중에서 수백 가지 화학 반응이 질서정연하고 정확하게 진행되고 있는 것의 비밀은 우리 효소의 기질 및 반응 형식에 대한 특이성에 있다.

우리 효소 무리는 각기 정해진 기질의 정해진 반응에만 촉매 작용을 한다. 거꾸로 말하자면 다수의 화학 반응을 일으키기 위해서는 그 수만큼의 효소가 필요하다는 말이 된다.

실제, 대장균같이 간단한 생물의 몸에도 수천 종의 효소 무리가 있다. 물론 인간의 몸에는 훨씬 더 많은 숫자의 효소가 작용하고 있다.

화학반응이란 무엇인가?

살아 있다는 것은 곧 화학반응의 결과이다. 즉 우리 몸에서 일어나는 모든 현상은 화학 반응의 결과이다.

그런데 철을 가하면 녹게 된다. 이러한 변화는 화학반응은 아니다. 물리적 현상이라고 부른다. 물이 어는 것, 증발하는 것, 이 모두가 물리적 변화이다.

그러나 철은 공기에 놓아두면 녹이 슨다. 그것은 철과 산소가 만나 산화철이 되기 때문이다. 산화철은 산소도 철도 아닌 새로운 물질이다. 이때 이러한 현상을 화학반응이라고 한다.

화학반응을 쉽게 이해하기 위한 또 하나의 예로 '족구'를 들 수 있다. 족구는 축구와 배구가 결합하여 만들어 낸 새로운 운동이다. 결국 화학반응은 이러한 현상을 말한다.

이렇게 새로운 물질이 생기는 반응을 화학반응이라고 한다. 우리 몸에서 일어난 화학반응의 대표적인 예는 우리 몸속에는 과산화수소가 생겨난다. 과산화수소는 몸에 해롭기 때문에 우리 몸은 과산화수소를 물과 산소로 분해한다. 과산화수소는 물과 산소와 전혀 다른 물질이다. 즉 과산화수소가 물과 산소라는 전혀 다른 물질로 분해되는 반응이 일어난 것이다. 이렇게 전혀 다른 물질이 생겨나는 반응을 화학반응이라고 한다.

우리 몸에는 이러한 화학반응이 수천 가지 일어난다.

우리가 먹은 밥은 영양소가 되고, 영양소가 세포에 분해될 때

에너지가 생긴다. 영양소로부터 분해되는 것도 바로 화학반응이다.

영양소가 분해되면 이산화탄소와 물이 생기고 에너지가 나오게 된다. 이 에너지가 곧 힘이다. 우리가 몸으로 하는 모든 일에는 에너지가 필요하다. 결국 에너지는 영양소가 분해되는 화학반응을 통해 일어나는 것이다.

우리 몸에서 일어나는 화학반응에는 두 가지가 있다. 분해하는 반응과 합성하는 반응이다.

우리 몸이 성장한다는 것은 세포수가 늘어야 하며, 세포수가 늘어나기 위해서는 세포를 이루는 물질이 만들어져야 한다. 즉 새로운 세포를 이루는 물질을 만들어내는 화학반응이 일어나야 몸은 성장한다.

우리가 힘이 나게 하는 화학반응은 분해반응이고, 몸이 자라게 하는 반응은 합성반응이다. 분해반응을 '이화작용'이라고 하고, 합성반응을 '동화작용'이라고 한다. 그리고 이 둘을 합쳐서 '물질대사'라고 한다.

화학반응의 촉매작용을 하는 효소

화학 실험은 위험하다고 인식되고 있다. 사실 황산이나 수산화나트륨 같은 극약이나, 알코올이나 에테르같이 타기 쉬운 약품을 많이 사용한다. 버너 등의 불도 사용한다. 반응으로 위험한 가스가 발생하는 일도 있다. 폭발하는 일도 있다.

그러나 조용히 안전하게 진행하는 화학반응도 있다. 인간을 비롯한 생물 몸 속에서 일어나는 화학 반응이 그렇다.

그리고, 매우 중요한 것은 효소는 생물의 몸 속에서 일어나는 화학 반응의 촉매라는 점이다.

그러면 촉매란 무엇인가. 촉매란 자기 자신은 아무런 변화도 받지 않으면서 화학 반응의 속도를 빠르게 하는 물질이다. 앞에서 언급한 음식의 소화를 예로 들자면 펩신은 단백질을, α-아밀라제는 녹말을 가수분해하는 화학 반응을 촉매하는 효소이다.

생물의 몸 속에는 이외에도 무수한 화학 반응이 일어나고 있다. 에너지를 만들어내는 것도, 근육을 움직이는 것도, 성장하거나 신진대사를 하는 것도 모두 화학 반응이다. 그리고 효소가 촉매의 역할로서 이들 반응을 진행시키고 있다.

생물 몸 속의 화학 반응이 화학 공장이나 실험실의 화학 반응과 다른 점을 살펴보자.

먼저 온도와 압력, 화학 실험실이나 공장에서는 버너나 히터로 플라스크나 반응 탱크를 가열하는 일이 많다. 화학 공장에서는 높은 압력을 가하는 일도 많다. 온도가 높아지거나 압력이 높아지면 일반적으로 화학 반응은 빨리 진행되기 때문이다.

그러나 생물의 몸 속에는 히터도 없고 버너도 없다. 화학 반응은 37℃나 그 이하의 온도에서 이루어진다. 압력도 1기압 즉, 대기압이다.

다음은 PH는 수소 이온 농도를 나타내는 지표다. 순수한 물의 PH는 7 즉, 중성이다. PH가 7보다 높으면 알칼리성, 7보다 낮으면 산성이다.

생물의 몸은 특별한 경우를 제외하고 보통 PH7 부근으로 유지되고 있다(위 속의 염산은 예외다). 즉, 생물 몸 속의 화학 반응은 대부분 7 부근의 PH에서 진행된다.

한편, 화학 실험실이나 공장에서는 강산이나 강알칼리를 사용하여 반응을 진행시키는 일이 많다. 생물 몸 속에서는 이런 극약을 사용하지 않는데도 화학 반응이 진행되고 있다.

또 생물 몸 속의 화학 반응은 대부분 물 속에서 일어나는 것이 특징이다. 이들 화학 반응은 탄소 화합물, 즉 유기 화합물의 반응이다. 가수분해 반응은 그렇다 하더라도 일반적으로 유기 화합물은 물 속에서는 반응하기 힘든 경우가 많다.

화학자는 일부러 물을 제거한 에테르 등의 유기 용매 중에서 반응을 시킨다. 그러나 인간을 비롯한 생물체 몸의 약 2/3는 물이며, 화학 반응도 물 속에서 일어난다.

나아가 생물체에는 수천 종 이상의 화학 반응이 동시에 질서정연하게 일어나고 있다.

생명의 기본 단위는 세포이다. 인간의 몸은 약 60조 개의 세포로 되어 있으며 한 세포의 크기는 직경 0.01밀리미터 정도이다. 이 작은 세포 중에서 많은 화학 반응이 정확하게 진행된다.

생물의 몸 속에서 일어나는 물질 변화의 흐름은 하나의 화학 반응을 나타낸다. 마치 큰 도시의 철도망 같다. 많은 화학 반응을 동시에 한 개의 플라스크 안에서 진행시키는 것은 화학자로서는 불가능하다.

다시 말하자면 상온 상압 하, PH 7 부근의 물 속에서 다수의 화학 반응을 동시에 진행시키는 것은 매우 어려운 일이다. 그러나 생물체에서는 다 그렇게 진행되고 있다.

이것은 특별한 촉매 즉 효소 때문에 가능하다. 효소 없이 생명은 존재할 수 없다.

화학 반응과 에너지 언덕

종이와 산소가 반응하기 위해서는 에너지 언덕을 넘어야 한다. 무슨 이야기냐 하면 종이와 산소가 반응을 하기 위해서는 실내 온도보다 높은 온도가 필요하다는 것이다.

다음은 종이가 불에 타는 반응을 나타낸 것이다.

> 종이 + 산소 → 이산화탄소 + 물 + 에너지

이러한 반응, 즉 불이 붙기 위해서는 처음에 열을 가해 줘야 한다. 그리고 일단 불이 붙기 시작하면 불은 계속해서 종이를 태우게 된다. 불이 나면서 열이 나기 때문이다.

이처럼 종이에 불이 붙기 위해서는 열을 가해 주어야 한다. 그 이유는 종이가 산소와 반응하기 위해서는 에너지 언덕을 넘어야 하기 때문이다.

다음 그림을 보자.

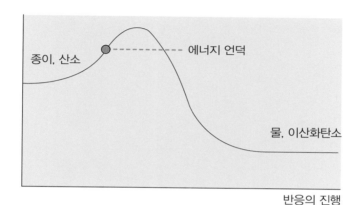

반응의 진행

왼쪽에 종이와 산소가 있다. 에너지 언덕을 넘어가면 물과 이산화탄소가 있다. 그리고 종이와 산소, 물과 이산화탄소가 위치해 있는 높이는 이들이 갖는 에너지의 양을 나타낸다. 그리고 종이와 산소 물과 이산화탄소의 사이에는 에너지 언덕이 있다. 이 언덕을 넘으면 반응이 진행되고 열이 나게 되는 것이다. 우리가 종이에 불을 붙이고 싶을 때 성냥불을 종이에 댄다. 그 이유를 생각해보자.

종이에 성냥불을 대면 열이 가해진다.

에너지 언덕 위로 종이와 산소가 올라가는 것이다.

그리고 이어서 에너지 언덕을 내려가기 시작한다.

마치 조그만 공을 언덕 너머로 넘길 때처럼 처음엔 힘들다.

하지만 공은 언덕을 넘어 저 밑까지 굴러간다.

에너지 언덕이 없으면 어떤 일이 일어날지 같이 상상해 보자.

책상에 놓아둔 종이가 저절로 불붙는다.

주유소의 가솔린이 저절로 폭발한다.

산의 나무도, 들에 있는 풀도 불이 붙어 버린다.

책상도 저절로 불이 붙고, 쇠는 아주 빨리 녹슬어 버린다.

퍼 놓은 밥은 저절로 포도당으로 분해가 된다.

온 세상이 불안하다.

그러나 이런 일은 일어나지 않는다. 주유소의 가솔린에 저절로 불이 붙는 경우도 없고, 책상 위의 종이가 저절로 타지도 않는다. 모두 에너지 언덕이 있기 때문이다. 그래서 우리의 생활은 안전하다.

여기서 화학 반응이 일어나려면 에너지 언덕을 넘어야 한다는 자연의 이치가 얼마나 중요한지 알 수 있을 것이다.. 자연의 지혜라고 할 수 있다.

우리 몸의 에너지 언덕

그런데 우리 몸에서 일어나는 화학 반응에도 에너지 언덕이 있다. 우리 몸에서 일어나는 분해 반응이건 합성 반응이건 모두 에너지 언덕이 있다.

에너지 언덕을 넘으려면 열이 필요하다고 했다. 포도당과 같은 영양소를 분해하기 위해서도 열이 필요하다. 포도당은 우리 몸 안의 세포들이 활동하는 데 꼭 필요한 영양소이다. 즉, 세포는 잘게 분해된 포도당을 먹고 산다.

그러면 우리 몸 안에 있는 포도당을 분해하기 위해 열을 가한다면 어떻게 될까? 당연히 체온이 올라간다. 체온이 올라간다는 것은 우리에겐 아주 위험한 변화이다. 우리의 정상 체온은 36.5℃인데, 체온이 40℃ 정도만 되어도 생명이 아주 위험할 수 있다. 그래서 우리 몸에서는 포도당을 분해할 때 열을 가하지 않는다. 대신 다른 방법을 이용한다. 그렇다면 우리 몸에서는 빠른 화학 반응을 위해 어떤 방법을 사용할까?

우리 몸의 에너지 언덕을 낮추는 장치.
다행히 우리 몸에는 에너지 언덕을 낮추는 장치가 있다.
그래서 우리 몸 안에서는 화학 반응이 신속하게 일어난다.
어떻게 에너지 언덕을 낮출까?
바로 효소가 그 일을 한다.

우리가 밥을 먹으면 소화가 되는 것도, 포도당이 세포에서 쉽게 분해되는 것도 효소가 에너지 언덕을 낮춰 주기 때문이다. 그래서 체온 정도의 온도에서도 화학 반응이 잘 일어나는 것이다. 꼭 기억하자.

효소는 에너지 언덕을 낮춘다!

화학반응을 신속하게 하는 효소

효소가 하는 일은 화학 반응이 신속하게 일어나게끔 해 주는 것이다. 효소는 보통 효소가 없는 경우에 비해 107배에서 1020배 정도로 반응을 촉진한다. 1020이라는 말이 무엇이냐 하면 효소가 없다면 1020시간 걸릴 일을 1시간 만에 할 수 있다는 뜻이다.

과산화수소는 우리 몸에서 생겨나지만 우리에게 해로움을 줄 수 있는 물질이다. 그래서 우리 몸에서는 과산화수소를 분해한다. 물론 효소가 분해하는 것이다. 과산화수소를 분해하는 효소를 카탈라아제라고 부른다. 이 효소 1개가 1초에 분해할 수 있는 과산화수소 분자 수는 약 9만 개에 달한다고 한다. 상상이 되는가? 과연 수퍼 파워라고 할 수 있다.

예를 하나 더 들어보자. 우리 몸에서 발생되는 이산화탄소는 물과 반응하여 폐까지 운반된다. 이때도 효소가 작용한다. 탈탄산 효소라고 하는 것이다. 이 효소는 1초에 10만 분자 이상의 이산화탄소와 작용할 수 있다고 한다. 만일 이 효소가 없다고 해보자. 우리는 이산화탄소로 가득 차 더 이상 살아갈 수가 없을 것이다.

　이처럼 효소는 1초에 수만 번의 반응을 촉진할 수 있을 만큼 수퍼 파워를 가지고 있다. 그런데 1초당 수만 번의 반응을 촉진하면서도 자신은 변하지 않는 게 효소다. 즉, 효소 한 개의 분자가 수많은 화학 반응을 촉진할 수 있다는 것이다.

　그러고 보니 효소는 중매쟁이라는 생각이 든다. 중매쟁이가 없는 것보다 있는 것이 결혼을 성사시키기가 더 쉽다. 효소는 마치 중매쟁이처럼 자신은 변하지 않고 화학 반응만 촉진하는 것이다. 그래서 효소는 많은 양이 있어야 할 필요가 없다.

　그러면 한 번 만들어진 효소는 언제까지 사용할 수 있을까? 효소도 수명이 있다. 짧은 것은 몇 시간, 긴 것은 며칠 또는 수십 일의 수명을 갖기도 한다. 그리고 우리 몸의 조건에 맞게 분해된다. 즉, 필요가 없으면 분해된다는 것이다. 그러면 효소는 누가 분해할까? 역시 효소가 분해한다.

　효소뿐만 아니라 우리 몸을 구성하는 물질은 항상 합성과 분해의 과정을 반복하며 교체되고 있다. 우리 몸의 물질은 한 번 만들어놓으면 몇백 년 유지되는 것이 아니라 언젠가는 분해되는 운명이다. 새로운 물질로 교체되기도 한다. 그러므로 유치원 시절의 '나'는 오늘날의 나와는 사뭇 다른 것이다. 어제의 내가 오늘의 나와 같지 않은 것처럼.

　반응 속도를 빠르게 하는 효소가 일하는 데 필요한 조건은 체온과 1기압 정도이다.

공기 중의 질소를 이용하여 공업적으로 암모니아를 만들려면 450℃, 200기압의 조건이 필요하다. 높은 온도와 압력을 가해 주어야 수소와 질소가 합쳐져서 암모니아가 생성될 수 있다. 하지만 미생물이 질소를 붙잡아 암모니아를 만들 때에는 그저 보통의 온도에 1기압이면 충분하다.

이것은 효소가 화학 반응을 촉진하는 데 얼마나 수퍼 능력을 발휘하는지 보여 주는 예이다.

이미 말했듯이 우리 몸에서 일어나는 화학 반응은 체온 범위 내, 1기압 아래에서 일어난다. 그리고 우리 몸의 효소가 가장 좋아하는 온도는 우리의 체온 정도이다.

생각해 보자. 우리의 몸 안에 있는 효소가 우리의 체온 정도에서는 온도가 낮아 도저히 일을 할 수 없다면 어떨까. 효소의 능력에 존경을 표하고 싶지 않은가.

우리 몸 안에서 효소는 어떻게 있을까?

보통은 물에 떠 있다. 즉 물이 있어야 효소가 작용을 하는 것이다. 세포 안이 물로 차 있는 것을 상상해 보자. 효소는 세포 안에 있는 물에 들어 있다.

에너지가 필요하면 영양소를 분해해야 된다. 그래야 에너지가 나온다. 영양소를 분해하는 것은 화학 반응이다. 그래서 효소의 작용이 필요하다. 그런데 물이 없으면 효소는 작용하지 못한다. 그래서 마른 흙에 뿌려진 마른 씨앗은 싹이 나지 않는 것이다. 하지만 단비가 내리면 씨앗이 물을 흡수하고 그러면 효소들은 신이 나서 활동을 한다. 물론 효소의 활동에 물만 필요한 것은 아니다. 하지만 물이 없으면 효소는 활동하기가 어렵다.

Part 4

효소 본체의 비밀

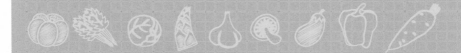

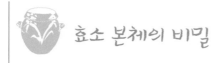

효소 본체의 비밀

거대한 분자인 효소

물질의 가장 작은 구성 단위는 분자이다. 우리 효소도 물들이기 때문에 가장 작은 단위는 분자이다. 분자의 크기는 분자량으로 구분한다.

가장 작은 수소분자의 분자량은 1이다 물은 18, 산소는 32, 이산화탄소는 44, 에탄올은 46이다. 나프탈렌은 128, 설탕은 342, …… 한이 없다. 효소 무리의 분자량은 이들 화합물에 비해 훨씬 크다. 우리 동료 중에서 가장 작은 부류에 속하는 리보핵산 가수분해효소의 분자량은 12600, 리소짐은 13900으로 1만 이상이다.

중간 정도는 수만에서 수십만의 분자량을 가진다. α-아밀라제는 약 5만, 알코올 탈수소효소는 8만 정도이다.

훨씬 큰 것도 있어서 글리코겐 가인산분해효소의 분자량은 37

만, 글루탐산-암모니아 연결 효소의 분자량은 59만이나 된다. '피루브산 탈수소효소 복합체'라는 것은 무려 700만이나 된다. 이것은 다수의 효소가 모여 만들어진 복합체이다.

즉, 우리는 거대 분자이다. '거대'라고 하여도 시각을 달리하면 아주 작은 것에 지나지 않는다. 보통 크기의 우리 효소 무리는 직경 5~20나노미터(10-9미터)정도의 둥근 모양을 하고 있다. 1나노미터는 1밀리미터의 백만분의 1의 길이이다. 물론 보통 현미경으로 우리 분자를 볼 수는 없다.

그러나 우리 효소 중에서도 큰 것은 전자 현미경으로 분자의 모습을 직접 볼 수도 있다. 많은 경우 전체로서는 구형이지만 몇 개의 작은 단위가 모여서 된 것도 있다. 그 모습을 볼 수도 있다.

덧붙여 말하자면 대장균 세포는 지름이 2000나노미터 정도이고, 간장 세포는 20000나노미터 정도, 간장 속의 미토콘드리아는 2000나노미터 정도이다.

효소의 본체는 단백질

1896년에 베켈하링은 고기를 소화시키는 효소인 펩신이 단백질이라는 것을 밝혀냈다. 1926년에 미국의 생화학자 섬녀가 콩에서 유레이스라는 효소를 발견했고, 이 효소 역시 단백질이라는 것을 알아냈다.

우리 효소는 거대 분자로서, 화학적인 본체는 단백질이다.

'단백질'이라는 이름은 여러분도 알고 있으리라 생각하지만 화학적으로 어떤 구조를 갖고 있는지 아는가?

단백질이란 아미노산이 사슬처럼 많이 연결되어 이루어진 중합체이다.

아미노산의 분자량은 평균 100정도이므로 분자량 1만 정도의 단백질은 100개, 분자량 10만인 것은 약 1000개, 분자량 100만인 것은 약 1만 개의 아미노산으로 되어 있다.

원래 단백질은 반드시 한 가닥 아미노산 사슬만으로 되어 있는 것은 아니고 여러 가닥으로 된 것도 있다. 분자량이 큰 것은 여러 가닥으로 된 것이 많다.

예로서 앞서 말한 글리코겐 가인산분해효소는 4가닥, 글루탐산-암모니아연결효소는 12가닥의 사슬로 되어 있다. 피루브산 탈수소효소 복합체는 무려 160가닥으로 되어 있다. 그러나 이들 가닥들은 서로 엉켜 있는 것이 아니고 각기 다른 덩어리를 형성하여 덩어리끼리 결합되어 있다.

단백질 사슬을 형성하고 있는 아미노산은 20종이다. 이 20종의 아미노산이 정해진 순서로 결합하여 긴 사슬을 형성한다.

아미노산이 결합한 순서를 '아미노산 배열 순서'라 한다. 종이에 아미노산 배열 순서를 쓸 때는 각 아미노산을 약자로 쓴다.

의미가 없는 효소의 형태

지금까지 우리의 초능력을 얘기했으나 우리에게도 약점이 있다. 즉 열에 약하다. 100℃의 끓는 물에 몇 분 넣으면 대부분 죽어 버려 촉매 작용이 없어진다.

단백질의 입체 구조는 영국의 페루츠(M. F. Perutz)와 켄드류(J. C. Kendrew) 등이 처음 밝혀냈고 이들은 1962년에 노벨 화학상을 받았다. 그들이 알아낸 것은 미오글로빈과 헤모글로빈으로 효소는 아니다.

효소로서 입체 구조가 처음 밝혀진 것은 리소짐이다. 이 효소는 박테리아의 세포벽을 녹이는 작용을 한다.

리소짐은 129개의 아미노산으로 되어 있다. 아미노산은 부분적으로 나선을 만들며 접혀서 전체적으로는 구형을 하고 있다. 그중에 갈라진 틈 같은 구조가 있다. 그리고 중요한 것은 기질이 이 갈라진 틈에 꼭 들어맞는다는 점이다.

이 갈라진 틈이 기질을 잡아들여 화학 반응을 진행시키는 장소로, 리소짐의 심장부에 해당된다.

리소짐에 이어 다른 효소의 입체 구조도 밝혀졌다. 리보핵산 가수분해효소에도 역시 갈라진 틈, 또는 파인 곳이 있어서 여기에 기질인 RNA가 들어가면 가수분해가 일어난다.

트립신이나 키모트립신에도 중앙에 파인 곳이 있으며 여기에 앞서 얘기한 공통의 GDSG라는 아미노산 배열이 존재한다. 파인 곳 안에는 다시 더 깊이 들어간 자리가 있다. 이곳을 '포켓'이라고 한다. 트립신과 키모트립신은 포켓의 상태가 서로 다르며 기질 특이성의 차이는 여기서 생기는 것으로 생각되고 있다.

코오지 곰팡이의 α-아밀라제의 입체 구조도 밝혀져 있다. 아미노산 사슬의 나선형 부분은 밖으로 늘어서 있고, 나머지 사슬이 꽃잎 형태로 광주리처럼 구부러져 안으로 늘어서 있고, 나머지 사슬이 꽃잎 형태로 광주리처럼 구부러져 안으로 채워진 구조를 갖고 있다.

이런 형태의 입체 구조는 다른 여러 효소에서도 발견되고 있으며 '배럴(varrel) 구조'라고 한다.

α-아밀라제도 역시 중앙에 기질인 녹말이 결합하는 골이 있고 공통의 아미노산 배열 NHDN이 여기에 배치하고 있다.

이같이 효소의 몸에는 기질을 잡아서 화학 반응을 일으키는 홈, 틈, 파인 곳, 갈라진 곳, 골짜기, 골 등으로 표현되는 부분이 존재하고 있다. 이 부분을 전문가는 효소의 '활성 부위'라고 한다.

우리 몸을 만들고 있는 아미노산은 20종이지만 각 아미노산은 개성에 따라 형태가 작은 것, 큰 것, 물과 잘 안 어울리는 것, 물과 친한 것, 플러스의 전기를 띤 것, 마이너스의 전기를 띤 것 등 여러 가지이다.

이들 아미노산의 각 성질이 조금씩 기여하여 전체로서 특정한 입체 구조를 만들고 있다.

아미노산 배열순서는 유전자 DNA 중에 들어 있는 정보에 따라 결정되므로 결국 우리 몸의 형태는 유전자가 결정하는 것이 된다.

갈라진 틈에서 무슨 일이 일어날까?

우리 몸의 모든 생리현상은 효소와 기질의 만남을 통해서 이루어졌다.

효소와 기질은 서로 만난다. 요소와 기질이 만나면 서로 잠시 결합한다.

그러면 효소와 기질은 어떻게 만날까?

많은 우리 효소의 몸을 살펴보면 몸의 중심에 갈라진 부분-활성 부위가 있다.

효소 반응의 첫 단계는 기질이 효소의 활성 부위에 정확하게 들어가는 일이다. 그러나 정해진 모양의 물질만 갈라진 부분에 들어갈 수 있다. 이것이 기질 특이성을 만든다.

기질이 활성 부위에 정확하게 결합하면 화학 반응이 진행된다. 즉 활성 부위의 두 번째 역할은 화학 반응을 진행시키는 촉매 작용이다.

즉, 우리 몸에 있는 활성 부위는 기질이 달라붙는 부위와 화학반응이 일어나는 부분으로 구성되어 있다. 전자를 '기질 결합 부위', 후자를 '촉매 부위'라고 한다.

예를 들자면 전갈이 먹이를 죽일 때는 집게발로 먹이를 꽉 물어 움직이지 못하게 하고서 독침으로 쏜다. 여기서 집게발은 기질 결합 부위, 침은 촉매 부위이다.

　실제로는 활성 부위 중에 기질 결합 부위와 촉매 부위가 나란히 존재하고 있는 경우도 있고 촉매 부위가 결합 부위 안에 존재하는 경우도 있다.

　기질이 기질 결합 부위에 결합하였을 때 입체 구조에 변화가 일어나는 예가 있다. 구조 변화는 몸 전체에 크게 일어나는 경우도 있고 결합 부위 옆에만 일어나는 경우도 있다.

　예를 들면 헥소오스 키나아제라는 효소는 기질이 결합 부위에 결합하면 파인 곳 주변의 구조가 변화하여 마치 활성 부위의 파인 곳을 메우는 느낌을 준다고 한다. 큰 구조 변화를 일으키는 예도 있다.

　코쉬란드(D. E. Koshland, Jr.)는 이런 결과로부터 '효소의 유도 적합설'을 제창하였다. 효소와 기질은 처음부터 열쇠와 자물쇠같이 서로 꼭 맞는 형태로 존재하는 것이 아니고 다른 형태로 존재하다가 기질이 결합하면 입체 구조가 변화하여 서로 꼭 맞게 된다. 그렇게 하면 촉매 부위가 올바로 배치되어 반응이 일어나게 된다. 확실히 우리가 '살아 있는' 것을 느끼고 있을 것이다.

　촉매 부위의 작용에 대해 다시 트립신, 키모트립신, 엘라스틴 가수분해효소 얘기를 하자.

　이 세 효소는 한 형제이고 모두 단백질의 사슬을 자르지만 기질 특이성이 다르다. 아미노산 배열 순서를 조사하면 GDSG라는 공통 배열이 존재하며 입체 구조에서 활성 부위의 틈 안에 이 배열이 있고,

결합 부위인 포켓 옆에 존재하는 것도 알았다. 그러므로 이 GDSG가 촉매 작용과 관계있을 것이다.

더 조사해 나가면 GDSG의 S, 즉, 세린이라는 아미노산이 중심적인 역할을 하는 것을 알 수 있다. 이 세린은 반응성이 매우 풍부하며 포켓에 고정된 기질과 결합하거나 떨어지거나 하여 반응을 진행시킨다. 더 알고 싶은 사람은 적당한 참고서를 읽기 바란다. 덧붙이자면 단백질을 분해하는 효소 중에는 전혀 다른 촉매 부위를 갖고 있는 것도 있다.

이외에도 여러 효소의 촉매 부위가 조사되어 있다. 그러나 아직 알려지지 않은 경우가 더 많다.

CTP가 조절 인자 결합 부위에 결합하면 서브유닛 사이에 변화가 생겨 촉매 부위의 작용을 억제한다.

그중에는 기질 자체가 조절 인자로서 작용하는 경우도 있다. 먼저 기질이 처음의 서브유닛의 기질 결합 부위에 결합한다. 그러면 그 서브유닛의 입체 구조에 변화가 일어난다. 이 변화는 다른 서브유닛에 전달되어 이들 서브유닛도 변한다. 즉, 기질과 결합하기 쉬워진다.

기질의 농도가 낮아지면 기질이 잘 결합하지 않아 반응이 진행되지 않지만 기질 농도가 높아져 한 개라도 기질이 결합할 수 있으면 즉시 많은 기질이 결합하게 되어 반응이 급속히 진행된다.

Part 5

효소의 특성

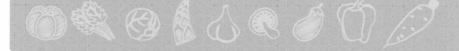

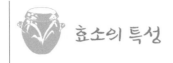

효소의 특성

효소는 열에 약하다

단백질이 연약하다는 것을 누구나 알고 있을 것이다. 머리카락을 불 가까이 대어 보자. 쉽게 구부러져서 모양이 변한다. 머리카락은 거의 단백질로 이루어져 있기 때문이다. 면으로 된 실은 불에 가까이 대어도 모양의 변화가 거의 없다. 면은 탄수화물로 된 섬유질인 셀룰로오스로 이루어져 있어 단백질처럼 열에 약하지 않기 때문이다.

단백질이 열에 약하다는 더 좋은 예는 달걀흰자가 열에 의해 쉽게 하얗게 변하는 것이다. 달걀을 반숙하면 흰자는 하얗고 단단하게 변하지만 노른자는 아직 굳어지지 않은 것을 볼 수 있다. 그것은 달걀흰자를 구성하는 영양소가 단백질이기 때문이다. 단백질에 열을 가하면 변형이 된다. 변형이 되면 빛의 투과성이 달라져 희게 보이는 것이다.

단백질이 열에 의해 변형된다고 하면 실감이 덜할 수도 있겠다. 그렇다면 비닐을 불에 가까이 대어 보자 비닐이 우그러진다. 마치 비닐의 모습이 열에 의해 바뀌는 것처럼 단백질도 그렇다. 모양이 변하는 것이다. 이것을 좀 유식한 말로 '입체 구조가 변한다'고 말한다.

그런데 열에 의해 하얗게 변한 달걀흰자가 식으면 다시 투명하게 되는가? 아니다. 단백질은 열에 의해 변형되면 원래의 모습으로 돌아가지 않는다.

효소와 기질은 열쇠와 자물쇠의 관계에 있다고 했다. 만일 자물쇠가 쭈그러져 봐라. 열쇠가 맞지 않을 것이다. 효소가 열을 받으면 어떻게 될까? 기질과 결합할 수 없게 된다.

효소가 일을 잘 하기 위해 필요한 조건은 바로 적당한 체온이다. 효소의 변형은 보통 40℃ 이상부터 시작된다.

이런 생각을 해 보자. 아주 뜨거운 떡을 먹으면 침에 있는 아밀라제가 일을 잘 할 수 있을까? 아마 일을 잘 할 수 없을 것이다. 아밀라제의 모양이 변해서 떡의 주성분이 녹말과 잘 결합할 수 없기 때문이다.

하지만 생물이 가지는 모든 효소가 40℃ 정도에서 모두 변형되는 것은 아니다. 미생물 중에는 온천수의 온도가 70℃ 이상으로 치솟기도 하지만 죽지 않고 너끈히 살아간다. 이런 미생물의 효소는 분명 열에 의해 변형이 잘 되지 않을 것이다. 그래야 뜨거운 곳에서 살 수 있을 테니까.

온도가 낮아도 안 된다

앞에서 효소는 열에 약하다는 이야기를 했다. 그렇다면 온도가 낮을 때는 어떨까?

온도가 낮아도 효소는 일을 잘하지 못한다. 그러나 효소의 모양이 바뀌어서 그런 것은 아니다.

온도가 낮으면 분자 운동이 어떻게 될까?

느려진다.

그렇다면 온도가 낮을 때 기질과 효소가 잘 만날 수 있을까?

아니다. 온도가 낮으면 기질의 운동이 둔해진다.

그래서 기질이 효소와 만나는 횟수가 감소한다.

결국 효소는 일을 잘하지 못하게 된다.

사람들을 분자라고 생각해 보자. 그리고 사람이 서로 부딪치는 것을 분자끼리 부딪치는 거라고 생각하자. 그러면 효소 주위에 기질이 많아야 화학 반응이 잘 일어난다는 것을 쉽게 이해할 수 있을 것이다. 기질과 효소가 서로 만나는 것이 중요하다. 넓은 풀장에 단 두 사람만 있다고 해보자. 서로 부딪칠 일은 별로 없을 것이다. 마찬가지로 효소와 기질이 멀리 있다면 서로 만날 기회가 없을 것이다.

그렇다면 효소는 기질의 농도가 높을수록 일을 잘할 수 있을까? 그렇진 않다. 한계가 있다. 기질과 효소가 결합해야 화학 반응이 일어난다고 하면 모든 효소가 기질과 결합한 상태를 생각해 볼 수 있겠다. 즉, 포화 상태라고 할 수 있다.

이런 예를 들어 보면 어떨까? 가을에 밤을 주우러 산에 갔다고 해 보자. 밤이 땅바닥에 떨어져 있다. 밤을 주워 바구니에 담으면 자기 것이 된다고 하자. 단, 밤을 하나씩만 집을 수 있다고 규칙을 정하자. 밤이 드문드문 있으면 밤을 줍기가 어려울 것이다. 그러나 밤이 촘촘히 떨어져 있을수록 줍는 속도는 빨라질 것이다. 하지만 밤이 아무리 촘촘히 있다 해도 줍는 속도에는 한계가 있다. 밤을 집어서 바구니에 넣는 데 시간이 걸린다.

효소와 기질의 관계도 마찬가지다. 기질이 아무리 효소 주변에 많다고 해도 기질이 효소와 결합했다 떨어지는 데 걸리는 시간이 있다.

효소는 중성을 좋아한다

중성이란 산성과 염기성의 중간을 말하는 것이다.

신맛이 나는 게 산성인가 아니면 염기성인가? 바로 산성이다. 염산, 초산, 황산 등이 다 산성 물질이다. 이런 물질을 물에 타면 물이 산성화된다. 염기성 물질로는 수산화나트륨이 잘 알려져 있다.

대부분의 효소는 산성이나 염기성을 싫어한다. 중성을 좋아한다. 그러므로 물고기가 사는 물이나 미생물이 많이 사는 토양이 산성화되는 것은 생물이 살아가는 데 좋지 않다. 나무나 풀도 마찬가지이다.

하지만 효소의 종류에 따라 산성이나 염기성에서 활동을 잘하는 것도 있다. 우리의 위 속에서 작용하는 펩신이라는 효소는 아주 강한 산성에서 일을 잘한다. 위에서 위산(염산)이 나오기 때문에 펩신은 산성에서 일을 잘하도록 되어 있다.

김치를 놓아두면 신맛이 난다. 이렇게 신맛이 나는 김치에는 미생물이 잘 번식할 수 없다. 그래서 오래된 김치도 마음 놓고 먹을 수 있는 것이다. 김치에는 김치를 숙성시키는 유산균만 살 수 있고, 김치 안에 있는 유산균은 산성에서도 잘 견딘다.

효소와 기질

효소와 만나는 물질을 기질이라고 한다. 침 속에 있는 아밀라제가 녹말을 분해한다고 할 때 녹말이 기질이 되는 것이다. 카탈라아제가 과산화수소를 분해할 때는 과산화수소가 기질이 되는 것이다.

효소와 기질이 물에 떠 있는 것을 생각해 보자. 그리고 효소가 1초에 수만 번씩 기질과 만났다 헤어졌다 하는 것을 상상해 보자. 수퍼 파워 효소!

처음에 이야기하고 싶었는데 참은 게 있다. 효소가 초당 수만 번의 화학 반응을 촉진한다고 했을 때, 어떻게 효소가 기질을 찾아갈까?

효소에 눈이 있을 리 없다. 그런데도 효소와 기질은 참 잘 만난다. 초당 수만 번씩! 신기한 일이다. 도대체 눈도 없는 효소가 어떻게 기질을 찾을 수 있을까? 효소가 기질을 찾는 방법은 아주 간단하다. 답을 말하자면 '우연히 만난다'이다.

물에 떠 있는 분자들은 열에너지 때문에 가만히 있지 않는다. 끊임없이 움직인다. 물에 있는 분자가 움직이는 모습을 알아보는 것은 아주 간단하다. 맑은 물에 잉크 방울을 떨어뜨려 보아라. 잉크 방울이 한 자리에 모여 있던가? 아니다. 잉크는 점점 퍼져 나간다. 나중에는 골고루 퍼져 물의 색깔을 바꿔 놓는다. 잉크 분자가 계속 움직이기 때문에 일어나는 현상이다. 이런 현상을 '확산'이라고 한다. 공기 중에 연기가 퍼져 나가는 것, 방 안에 꽃향기가 퍼져 나가는 것도 모두 확산 현상이다.

분자의 순간적인 움직임은 매우 빠르다. 그래서 모든 분자는 1초 안에 수많은 다른 분자와 충돌하게 된다. 그러면 다른 방향으로 튕겨 나가면서 또 운동을 한다. 그래서 도무지 움직임의 방향을 알 수 없게 되고, 여러 다른 분자와 계속해서 충돌을 하게 되는 것이다.

효소는 기질보다 크기가 작을 것 같지만 사실은 기질보다 크다. 어른과 아이의 차이보다 더 큰 차이가 난다. 그래서 효소의 움직임은 기질보다 작다. 기질이 효소보다 더 '방정맞게' 움직인다. 그래서 기질이 효소에게 와서 무작위로 부딪친다고 볼 수 있다. 효소가 기질을 찾아 집을 떠나는 것이 아니라 기질이 효소에게 무작위로 와 부딪치는 것이다. 화학적인 계산에 따르면 효소와 기질은 초당 수십만 번씩 부딪치는 것이 가능하다고 한다. 효소와 기질이 만나면 기질은 화학적인 변화를 일으킨다.

그러므로 효소가 수퍼 파워를 갖는다는 말은 효소가 기질과 초당 만날 수 있는 횟수에 의해서만 결정되는 것은 아니다. 그것은 분자 운동의 결과일 뿐이다. 그러면 수퍼 파워는 어떤 부분에서 생겨나는 걸까? 기질을 만날 때마다 순간적으로 기질을 변화시키는 능력에 있다고 할 수 있다. 결국 효소의 수퍼 파워는 분자들의 빠른 제멋대로의 운동과 효소의 촉매 반응의 능력이 합쳐져서 나타나는 것이다.

효소의 기능은 자연의 이치를 참 잘 이용하고 있다.

물에서 분자운동이 없다면 어떻게 될까?

아무리 효소가 좋은 기능을 가지고 있다고 한들 무슨 소용이 있겠는가.

다행히 분자들이 가만히 있질 못하고 움직이니 효소가 일하기에 참 좋은 것이다. 효소가 일하기에 좋다는 것은 세포가 일을 하기에 좋다는 뜻이 되고, 세포가 일하기 좋다는 것은 우리 몸이 건강하다는 말이 된다.

결국 우리가 사는 것도 자연의 이치 덕분이다.

'수퍼맨이 미쳐 버리면, 누가 날아다니는 수퍼맨을 잡을 수 있을까? 그렇다면 온 세상이 불행해질 거야. 수퍼맨이 좋은 일을 하니까 다행인 거지.'

이런 상상을 해 보지 않았는가?

효소가 수퍼 파워를 가지고 있다는 얘기는 앞에서 했다. 효소가 수퍼 파워를 가지고 있기 때문에 이런 걱정이 생길 수도 있다.

효소의 작용과 에너지

우리 몸의 체온은 거의 일정하게 유지된다. 이것은 무엇을 의미할까? 우리 몸은 날씨가 추워지면 에너지를 많이 내고, 더워지면 에너지를 적게 낸다. 우리가 방이 추워지면 난방을 하고, 더워지면 난방을 끄는 것과 비슷하다.

> 우리 몸에서 영양소가 분해될 때 에너지가 나온다.
> 영양소가 분해되는 것은 화학 반응이다.
> 몸 안에서의 화학 반응은 효소에 의해 일어난다.

결국 체온이 일정하다는 것은 효소가 알맞게 활동한다는 것을 의미한다. 효소의 작용이 알맞게 조절되니 우리 몸에 필요한 만큼만 에너지를 내는 것이다.

만일 날씨가 무지하게 더운데 우리 몸에서는 효소가 열심히 영양소를 분해하여 지나치게 많은 에너지를 낸다고 생각해 보자. 아마 우리 몸은 견디지 못할 것이다. 반대로 날씨가 몹시 추운데 영양소를 적게 분해하여 에너지를 적게 방출한다고 해보자. 우리는 추워서 살기 어려울 것이다.

하지만 우리 몸에서는 효소의 기능이 알맞게 조절되기 때문에 우리 몸의 체온도 일정하게 유지될 수 있다. 효소의 기능은 아주 수퍼

하지만 적절히 조절되는 것이다.

눈에 보이지 않는 조그만 대장균에도 2,000여 가지의 효소가 있다. 눈에 보이지 않는 대장균이 살아가는 데 그렇게 많은 효소가 필요하다니! 하물며 사람이야 더 말할 것도 없다.

사람의 세포에는 수천 가지의 효소가 일을 한다. 일꾼의 종류가 수천 가지인 셈이다. 그런데 수천 가지의 일꾼들이 그것도 수퍼 일꾼들이 제멋대로 일을 한다면 어떻게 될까? 세포가 엉망이 될 것이다. 중구난방이 될 것이다. 하지만 세포의 일꾼들은 알맞게 조절된다. 그러기에 우리가 살아 있을 수 있는 것이다. 그렇다면 우리 몸은 효소를 어떻게 조절할까?

세포도 마찬가지다. 세포의 어떤 부분에 할 일이 많아지면 그 일을 하는 효소를 많이 만드는 것이다. 그러면 일이 신속하게 마무리될 것이다.

대장균은 포도당을 분해하여 에너지를 얻는다. 그런데 대장균에게 포도당을 주지 않고 젖당을 주면 젖당을 우선 분해한다. 젖당을 분해해야 포도당을 얻을 수 있다.

젖당은 대장균의 DNA에 영향을 주어 젖당을 분해하는 효소가 만들어지게 한다. DNA에 무엇이 있는가. 유전자! 그렇다. 유전자가 효소의 합성에 관계하고 있는 것이다.

일꾼이 일을 지나치게 많이 하지 못하도록 하는 방법도 있다. 세포의 일꾼이 지나치게 일을 많이 하면 부족한 것과 다를 바 없다. 필요도 없는 물질이 잔뜩 생겨나면 세포에 부담이 될 것이다. 그 물질을 만드는 데 쓸데없이 원료만 들어가기도 하고, 쌓여 있는 물질이 세포의 일을 방해하기도 할 것이다.

그래서 세포는 효소가 일을 못하게 방해하는 방법을 갖고 있다.

Part 6

효소와 건강

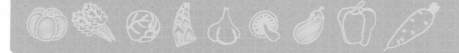

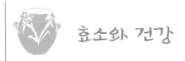

효소와 건강

효소와 알코올

같은 양의 술을 마셔도 많이 취하는 사람과 그다지 취하지 않는 사람이 있다. 술에 강하고 약하고는 인종에 따라 달라서 일본인은 백인보다 술에 약하다.

술을 마시면 알코올 성분인 에탄올의 약 20%는 위에서, 나머지 80%는 소장에서 흡수되어 간장으로 보내진다.

간장은 알코올의 처리장이다. 간장에는 알코올을 처리하는 시스템이 둘 있다. 주요 시스템은 약 70~80%의 알코올을 처리하며, '알코올 탈수효소'라는 효소가 작용하여 알코올 아세트알데히드로 바꾼다.

이 반응은 알코올에서 수소 원자를 제거하는 탈수소 반응으로, 수소 원자는 NAD로 전달된다.

아세트알데히드는 '알데히드 탈수소효소'라는 효소에 의해 아세트산으로 바뀐다. 아세트산은 마지막으로 이산화탄소와 물이 된다.

술을 마셨을 때 몸에 나타나는 증상은 에탄올의 직접 작용에 의한 것도 있지만 중간 생성물인 아세트알데히드의 작용에 의한 것이 많다.

즉 아세트알데히드는 독작용이 많아서 얼굴이나 몸에 생기는 붉은 반점, 메슥거림, 구토, 두통 등을 일으킨다. 즉 술에 약한 사람, 마시면 불유쾌한 증상이 생기는 사람은 아세트알데히드가 잔뜩 만들어져 있기 때문이다.

아세트알데히드가 많이 만들어지는 원인은 주로 알데히드 탈수소효소의 작용이 약해서이다. 약간 마신 술에서 생긴 아세트알데히드도 처리할 수 없어서 몸 안에 쌓이기 때문이다. 일본인은 이 효소의 유전자에 결손이 있는 사람이 많고 구미인은 별로 없다.

간장에는 또 다른 알코올 처리 시스템이 있다. 여기서 알코올의 20~30%를 처리하고 있다. 이것은 간장 세포의 '마이크로솜(microsome)'이라는 소기관에 있는 에탄올 산화계로 그 본체는 'P450'이라는 효소이다. P450은 에탄올뿐이 아니고 여러 약물이나 식품 첨가물 등을 처리한다. 즉 해독 기구의 하나이다.

P450계의 특징은 상황에 따라 강화되는 점이다. 즉, 술을 많이 마시면 P450계가 강화된다. 많이 마시면 10배까지 강화된다고 한다. 마찬가지로 약을 많이 먹어도 P450은 강화된다.

술을 많이 마시면 P450계가 강화되어 약을 빨리 처리하고 말아 약 효과가 없어진다고 한다. 또, 약을 술과 함께 마시면 P450이 알코올 처리에 열중한 나머지 약의 처리가 늦어져 약이 지나치게 들어 해를 입는 일도 있다고 한다.

효소와 간장병

간장은 알코올을 처리하는 가장 중요한 기관이다. 술을 매일 많이 마시면 간장에 장해가 일어난다. 한 통계에 의하면 간장병으로 입원한 환자 중 25%가 상습 음주자, 10%가 다량 음주자라고 한다. 나머지는 바이러스나 약이 원인이 된 경우다.

이 경우 상습 음주자란 하루에 청주로 환산하여 3홉 이상을 5년 이상 계속 마신 사람을 말한다.

간장에 이상이 있는가 없는가 검사하는 유력한 방법으로 혈액 속의 효소를 측정하는 방법이 있다. 이것이 GOT라든지 GPT이다.

혈액 속에는 많은 효소가 존재한다. 그중에는 혈액에만 존재하는 것도 있으나 여러 장기에서 나오는 것도 있다. 그중에는 장기가 분비 이상이 일어났다는 적신호이다.

어떤 효소가 특정 장기에만 존재한다면, 그 장기의 이상을 체크하기에 매우 편리하다. 혈액 속의 특정 효소의 레벨과 특정 장기의 이상 사이에 강한 관계를 나타내는 경우도 특정 장기의 진단에 사용할 수 있다. 간장의 검사에 사용되는 GOT, GPT 모두 간장 이외의 장기에도 있기 때문에 GOT, GPT가 상승하였다고 하여 바로 간장에 이상이 있다고 할 수는 없다. 예를 들면 심근경색의 경우도 GOT가 상승한다. 그러므로 다른 검사 결과와 함께 판단해야 한다.

또, γ-GPT도 알코올성 간장 장해나 만성 간장 장해시에 상승하므로 간장 장해의 체크에 사용되고 있다. 물론 다른 장기의 체크에 사용되는 효소도 있다.

예로서 α-아밀라제는 췌장에서 분비되며, 급성 및 만성 췌장염이 되면 혈액 속의 양이 증가하고, 췌장위축일 때는 저하한다.

효소와 위

위는 인간의 몸 중에서 매우 신비한 능력을 지닌 장기다. 예를 들자면 고기를 먹으면 위 안에서 소화되어 죽같이 된다. 이것은 위가 분비하는 '펩신'이라는 효소에 의한다.

곱창집에 가면 돼지 위를 먹게 된다. 삶은 돼지 위는 역시 다른 고기와 같이 위 안에서 녹아 죽같이 된다. 그런데 살아 있는 위는 어떻게 하여 녹지 않는 것일까?

위가 어째서 자기 자신을 녹이지 않는가 하는 것은 많은 학자들의 흥미를 끌어 많이 연구되어 있다. 그중 중요한 이유는 다음과 같다.

첫째, 위에서 나오는 점액이 위의 표면을 싸서 펩신과 직접 닿는 일이 없게 한다. 둘째, 위의 표면 세포는 수일간밖에 살지 못하고 벗겨져 나가 새로운 세포로 바꾸어진다. 항상, 이렇게 빨리 새 세포로 바꾸어지는 장기는 몸 안에 그다지 없다.

즉 뇌세포는 어른이 되고 나서는 분열도 하지 않고 전혀 바꾸어지지 않는다. 죽어도 보충되지 않는다. 그러나 위 조직은 상처가 좀 나도 바로 새 세포가 만들어지기 때문에 바로 수복된다.

또 위의 조직은 모세혈관이 잘 발달하여 영양분이나 산소를 충분히 공급하고, 도움이 안 되는 물질은 혈관을 통해 신속히 제거하는 능력이 있어 자체 유지를 한다.

그러나 이런 방어 기구도 절대적인 것은 아니다. 스트레스나 약, 기타 여러 원인으로 방어 기구가 무너지는 일이 있다. 그렇게 되면 위의 조직이 파괴되어 위궤양이 된다.

위의 점액은 '무신(mucin)'이라는 당단백질이 주성분이다. '당단백질'이란 단백질 사슬에 당 사슬이 결합한 것이다. 무신의 경우 마치 지네 다리, 아니 고슴도치처럼 많은 당사슬이 단백질에 붙어 있다. 무게의 약 80%는 당이 차지한다.

이같이 많은 당사슬이 붙어 있기 때문에 펩신은 무신의 속에 들어 있는 단백질 심을 분해할 수 없다. 이 무신이 위벽을 싸서 펩신으로부터 보호하고 있다.

가정에서 많이 사용하는 '아스피린'이 위를 아프게 하는 것은 잘 알려져 있다. 인간뿐만 아니라 쥐에 아스피린을 주어도(체중 1kg당 100~300밀리그램) 수 시간 안에 위의 표면이 문드러진다. 계속 매일 한 번씩 주면 사람의 만성 위궤양과 비슷한 증상을 만들 수 있다.

아스피린은 아스피린이 위 점액, 즉 무신을 변성시키기 때문에 위를 아프게 하는 것 같다.

또 아스피린이 '프로스타글란딘(prostaglandin)'이라는 물질의 합성을 저해하는 것도 원인이라 한다. 프로스타글란딘은 지방산의 일종으로, 매우 적은 양으로 여러 생리 작용을 나타낸다. 위에 대해서도 무신의 분비를 촉진하거나 혈액 순환을 좋게 하는 작용을 하고 있다.

프로스타글란딘을 만드는 것은 물론 시클로산 소화효소라는 효소이다. 아스피린은 시클로산 소화효소의 작용을 저해하는 적이다.

프로스타글란딘 무리의 물질이 위궤양의 약으로서 개발되고 있다. 지금 위궤양의 약으로 평판이 높은 것은 'H$_2$ 브로커'라는 것으로 염산의 분비를 저지하는 작용이 있다.

펩신은 우리 효소 중에서도 특수하여 강한 산성 조건에서만 작용한다. 그러므로 염산이 분비되지 않으면 펩신이 작용하지 않게 되어 위가 파괴되지 않게 된다. 물론 잘못 사용하면 소화 불량이 된다.

효소와 담배

담배를 너무 피우면 폐조직이 파괴되는 일이 자주 있다. 이를 폐기종(肺氣腫)이라 하며 백혈구 속에 있는 '엘라스틴 가수분해효소'라는 효소와 관계가 있다.

백혈구는 혈액 속에 있는 세포이다. 백혈구에는 여러 종류가 있다. 임파구에 있는 것은 면역과 관계가 있다.

또, 다형핵多形核 백혈구, 단구單球 등도 백혈구 무리인데 이들은 몸에 침입한 세균 등의 이물을 먹어치우므로 '식세포'라고 한다. 다형핵 백혈구는 다시 호중구好中球, 호산구好酸球, 호염기구好鹽基球 등으로 나뉜다. 세균 감염시의 주역은 호중구이다.

호중구 중에는 '엘라스틴 가수분해효소'가 있다. 엘라스틴 가수분해효소는 엘라스틴을 분해하는 작용을 한다(췌장에도 있어서 이름이 여러 번 등장하였으나 기질 특이성 등은 서로 다르다).

'엘라스틴'이란 섬유상의 단백질로 탄력성이 있어서 고무같이 늘어났다 줄었다 하는 성질을 갖고 있다. 몸의 기관 중 탄력성을 필요로 하는 여러 기관에는 엘라스틴이 대량으로 들어 있다.

예로서 대동맥 벽은 심장이 혈액을 보낼 때마다 늘어났다 줄었다 한다. 관절의 인대靭帶는 운동 시 신장 수축한다. 폐는 호흡할 때마다 신장이 수축한다. 폐나 인대나 대동맥 벽에는 엘라스틴이 대량으로 있어서 기관에 탄력성을 주고 있다.

그럼, 담배를 피우면 어떻게 되는가. 담배 연기 속에는 호중구를 불러내는 작용을 하는 성분이 있다. 담배 연기에 불려나온 백혈구가 폐에 모여들어 갖고 있는 엘라스틴 가수분해효소를 방출한다.

원래 우리 몸에는 단백질 가수분해효소가 조직을 제멋대로 파괴해 버리지 못하도록 하는 방어 기구가 존재한다. 폐에는 'a_1-단백질 가수분해효소 저해제'라는 단백질이 엘라스틴 가수분해효소에 결합하여 작용을 억제하고 있다.

폐조직 중에 a_1-단백질 가수분해효소 저해제가 정상적으로 작용하고 있으면 백혈구가 엘라스틴 가수분해효소를 약간 방출하여도 상관이 없다.

그러나 담배 연기는 a_1-단백질 가수분해효소 저해제를 파괴하여 작용하지 못하게 한다. 담배 연기는 a_1-단백질 가수분해효소 저해제 속의 '메티오닌'이라는 아미노산을 산화하여 엘라스틴 가수분해효소를 억제하는 작용을 잃게 만든다.

효소와 선천성 대사

효소는 생명의 담당자이다. 우리 효소는 단백질로서 유전자의 정보에 의해 만들어진다.

만약 유전자에 무슨 문제가 있으면 정상적인 효소가 만들어지지 않기 때문에 몸에 이상이 생긴다. 이런 병을 '선천선 대사 이상'이라 한다.

역사적으로 유명한 것은 '알캅톤뇨증'으로 마치 잉크같이 검은 오줌이 나오는 증상을 나타낸다. 즉, 페닐알라닌을 분해하는 '호모겐티스산 산소화효소'의 유전자에 이상이 생겨 대사되지 않은 채로 오줌 속에 대량으로 배설된 호모겐티스산이 산화되어 검은 색이 된다.

선천성 대사 이상증 중에서도 페닐케톤뇨증은 갓난아이 2만 명당 하나 정도로 많다. 이 병도 페닐알라닌 대사의 이상에 의한다.

대사 경로의 첫 단계의 페닐알라닌을 티로신으로 바꾸는 '페닐알라닌 일산소화효소'의 유전자에 이상이 있기 때문이다. 그래서 페닐알라닌의 농도가 이상 증가하고 만다.

이 병에서 페닐알라닌은 비정상적인 경로로 대사되어 페닐피루브산이 된다. 그 결과 오줌에서는 쥐오줌 같은 냄새가 난다. 환자의 오줌에 염화제이철이라는 시약을 가하면 녹색이 되기 때문에 바로 진단할 수 있다.

페닐캐톤뇨증의 아기를 그대로 놔두면 지능 발육이 늦어진다.

그래서 이 병인 줄 알면 페닐알라닌을 필요 이상 함유하지 않은 우유로 키워야 한다. 성장하면 페닐알라닌을 먹어도 된다.

'갈락토오스 혈증'이라는 선천성 대사 이상증은 'UDP-글루코스-헥소오스-1-인산 우리딜릴기 전달효소'의 결손으로 일어난다.

이 효소는 소아기의 갈락토오스라는 당의 대사에 중요하며, 이 효소가 결손되면 혈액 속의 갈락토오스 종도가 이상 증가한다.

이 병은 정신 장해와 백내장을 일으키기 때문에 갈락토오스를 주면 안 된다. 사춘기를 넘으면 갈락토오스를 대사하는 다른 효소가 나타나 문제없게 된다.

훨씬 무서운 병이 있다. '테이-삭스병(Tay-Sachw disease)'은 β-N-아세틸 헥소사미니드 가수분해효소'라는 효소의 선천적 결손으로 일어나는 병이다. 어느 당지질이 대뇌에 고여서 일어나는 뇌의 장해로 두세 살에 죽는다.

인간은 오랫동안 이들 선천성 대사 이상증에 대해 근본적인 치료법을 찾아내지 못했다. 그러나 최근의 생명 과학의 눈부신 발전에 의해 근본적으로 치료할 수 있는 가능성이 생겼다. 하나는 유전공학적인 방법이고 다른 하나는 효소 보충법이다.

유전자 공학은 눈부시게 발전하여 특정 유전자 즉, DNA 사슬조각을 빼거나 연결하거나 늘리거나 구조를 해석할 수 있게 되었다. 물론 이 기술에 큰 공헌을 한 것도 우리 효소이다.

이 방법을 사용하여 유전병의 원인 – 즉, 어떤 유전자에 어떤 변이가 일어나고 있는가가 밝혀지고 있다. 그리고 결손이 있는 유전자 대신 정상 유전자를 도입하려는 시도도 이루어지고 있다. 물론 쥐 등의 실험동물을 사용하여서 말이다.

인간에 대해서는 아직 실용 단계는 아니며, 기술적으로 가능하게 되었다 하더라도 자손에게까지 영향을 미치는 방식으로 유전자를 도입하는 데에는 반대의 의견도 있다.

결손된 효소를 보충하려는 시도도 있다. 효소 무리를 먹어도 몸에는 들어가지 않는다. 주사 등으로 체내에 주입하여도 목적하는 조직 세포까지 도달하지 못하고 바로 파괴되어 버리거나 면역 반응을 일으키거나 하는 것이 보통이다.

그러나 단념할 수는 없다. 여러 가지로 연구되고 있다.

효소와 암유전자

암은 무서운 병이다. 일본인의 사망 원인 중 첫 번째를 차지한다.

암은 세포가 고장 나서 생긴 것이다. 인간의 몸은 많은 세포로 만들어져 있으며, 정상 세포는 제멋대로 분열 증식하지 못하도록 조절되고 있다.

간장 세포도 신장 세포도 전체로서 일정 크기를 가지고 있으며, 간장 세포 일부를 끊어 내면 없어진 부분을 보충하려고 세포가 증식하지만 원래와 같은 크기가 되면 멈춘다. 그러나 세포가 고장나서 조절할 수 없게 되어 계속 커지는 경우가 있다. 이것이 암이다. 많은 경우 암은 단지 세포 하나가 고장나서 시작되는 것으로 생각된다.

암화癌化는 화학 물질, 바이러스, 방사선 등이 일으킨다.

암을 생기게 하는 바이러스는 둘 내지 셋의 유전자를 갖고 있는데 불과하며 그중 한 개가 암을 일으키는 것으로 밝혀졌다. 이것이 암유전자(oncogene)이다. 인간에게 발생한 암세포에서도 비슷한 성질의 암유전자가 발견되었다. 현재까지 약 100종의 암유전자가 발견되었다.

놀랄 일이지만 암유전자와 매우 비슷한 유전자가 정상 세포에도 있다. 이 결과는 원래 동물 세포가 갖고 있던 유전자를 바이러스가 받아들인 것으로 볼 수 있다. 암유전자는 본래 세포에서 중요한 작용을 하던 것으로 생각된다. 정상 세포의 암유전자는 '프로토온코진(protooncogene)'이라 한다.

암유전자가 만드는 단백질을 조사해 보면 몇 개의 그룹으로 나

눌 수 있다. 그 중 하나는 효소로 단백질을 인산화하는 단백질 키나아제의 작용을 갖고 있다.

단백질 키나아제는 세포 표면의 막이 세포 성장 인자나 호르몬 등의 외계 신호를 잡아서 세포 속으로 전달하는 데 작용한다.

단백질 키나아제가 효소의 몸을 인산화하여 촉매 활성을 조절한다. 즉 단백질 키나아제는 세포의 정보 전달의 주역이다. 여기에 이상이 생기면 암이 생기기 쉽다.

이 그룹 이외의 암유전자도 역시 세포의 정보 전달에 관련을 갖는 단백질 유전자이다. 암유전자와 정상 세포 프로토온코진의 유전자를 살펴보면 매우 작은 차이밖에 없다. 그러나 유전자의 약간의 변이라도 거기에서 생기는 단백질은 기능적으로 커다란 차이가 나타난다. 예로서 암유전자가 만드는 단백질은 단백질 키나아제 활성이 매우 높거나 신호를 무시하여 세포를 제멋대로 증식시키기도 한다.

효소와 암의 전이

암세포의 또 하나의 특징은 전이이다. 즉, 암세포는 발생한 장소에서 나와서 멀리 떨어진 다른 조직으로 이동하며 거기서 다시 더 증식하여 덩어리를 만드는 성질이 있다. 암이 무서운 것은 이 전이성이라고 한다. 전이만 없으면 외과적 처치나 방사선 요법 등으로 암을 완전히 치료할 수 있다.

암세포가 전이할 때는 먼저 주위 조직을 먹어치워 없애고 이동

한다. 이때 '기저막'이라는 막상 구조체의 장벽을 파괴하여 뚫고 나온다. 그리고 모세 혈관이나 림프관 속으로 파고들어간다. 혈액과 함께 몸 속을 돌아다니며 다른 조직에 도착한다. 거기서 다시 모세혈관 벽을 먹어치우고 밖으로 튀어 나간다.

즉, 암세포는 결합 조직이나 기저막을 파괴하는 성질이 있으며 이것이 전이와 깊은 관계가 있다. 파괴에는 단백질 분해효소가 관여한다.

결합 조직이나 기저막 중에는 '콜라겐'이라는 단백질이 대량으로 존재하고 있다. 조직이나 기저막 파괴는 콜라겐의 파괴에 주원인이 있다.

콜라겐은 특수한 입체 구조를 갖는 단백질로, 원칙적으로 보통의 단백질 가수분해효소는 콜라겐을 분해하지 못한다. 콜라겐을 분해할 수 있는 것은 특별한 단백질 가수분해효소인 '콜라겐 가수분해효소'이다.

얘기가 복잡해지지만 콜라겐에는 여러 종류가 있다. 보통 결합 조직의 주성분은 'I형 콜라겐'이다. 한편 기저막의 주성분은 'IV형 콜라겐'이다.

I형 콜라겐을 분해하는 콜라겐 가수분해효소는 IV형 콜라겐을 가수분해할 수 없다. IV형 콜라겐은 'IV형 콜라겐 가수분해효소'가 분해한다. 즉 전문이 따로 있다. 그리고 암세포는 IV형 콜라겐 가수분해효소와 보통 콜라겐 가수분해효소 모두 다 생산 분비한다. 그중에

서도 Ⅳ형의 활성이 암 전이력과 밀접한 관계를 갖고 있다.

좀더 복잡한 얘기가 되지만 세포에서는 콜라겐 가수분해효소든, Ⅳ형 콜라겐 가수분해효소든 활성이 없는 형태로 분비된다.

먼저 활성이 없는 형태로 생산 분비되어 다른 단백질 가수분해효소의 작용을 받아 활성이 있는 형태로 변환된다. 이 점에서는 앞에서도 언급한 트립신, 키모트립신, 엘라스틴 가수분해효소 등의 경우와 비슷하다.

Ⅳ형 콜라겐 가수분해효소의 경우, '플라스민(plasmin)'이라는 단백질 가수분해효소의 도움으로 활성이 있는 형태로 변한다. 이 플라스민은 원래 활성이 없는 '플라스미노겐'이라는 형태로 존재하고 있다. 이 플라스미노겐을 플라스민으로 바꾸는 데는 '플라스미노겐 활성인자'가 필요하다. 플라스미노겐 활성 인자도 효소이다.

그리고 암세포의 대부분이 플라스미노겐 활성 인자를 많이 생산하는 것으로 밝혀졌다.

즉, 플라스미노겐 활성 인자 → 플라스미노겐 → Ⅳ형 콜라겐 가수분해효소라는 단계식 증폭기구가 암의 전이에 중요한 관계를 갖고 있다.

효소와 순환기질환

그렇다면 이 같은 순환기질환이 비문명화된 국가에 비하여 문명화된 국가에서 많이 발견되는 이유는 무엇인가? 날생선이나 날고래

고기 등을 매일 4kg 이상씩 섭취했던 원시 에스키모인들은 순환기질환의 징조조차 없었다. 그들이 섭취하는 음식의 대부분은 날것이었고 혈관질환은 발병하지 않는다. 특히 날고기에는 효소 가운데서도 리파아제의 활성이 높아 순환기질환을 막는 데 도움을 주었던 것이다. 미국 스탠포드대학(Stanford University)의 연구자들은 동맥경화 환자들에게 리파아제가 절대적으로 부족하다는 것을 밝혀냈다. 질병이 진행될수록 환자들에게서 효소 부족현상이 더욱 심각해졌다. 또다른 연구에서, 3명의 영국 내과의사들은 정상인의 혈장 내에 리파아제가 존재한다는 사실을 증명하였다. 동맥경화를 앓고 있는 환자의 혈장에서는 리파아제가 거의 존재하지 않았다. 지방대사가 느리거나 혈액 내 지방량에 문제가 있는 환자에게 리파아제를 투여한 결과, 지방대사의 즉각적인 향상이 있었다. 날고기를 섭취하는 야생동물이나 원시 에스키모인들에게 있어서 그들이 섭취한 활성효소는 소화관과 간에서 지방의 분해를 촉진하여 지방의 침착을 막아 혈관을 깨끗한 상태로 유지하게 한다. 명망 높은 과학자 메이나드 머레이 박사(Dr. Maynard Murray)는 몸 전체의 지방층이 3에서 6인치에 이르는 3,000마리 이상의 고래를 해부하였지만 순환기질환의 어떤 징후도 없었다. 당연히 고래의 주식은 날생선이다. 또한 고립되어 살고 있는 에스키모 부족은 날생선과 날고기를 주식으로 삼고 있다.

1926년에 토머스 박사(Dr. William A. Thomas)는 원시 에스키모를 연구한 결과 그들에게 신장이나 혈관질환이 없음을 밝혔다. 40대에서 60대까지 성인 에스키모인들의 평균 혈압은 129/76이었다. 우리는 이들이 원시적인 생활을 했다는 것을 명심해야 한다. 미국 무역 교역의 중심지인 허드슨강 유역에 정착한 좀더 근대화된 에스키모인들은 조리된 음식과 백색 밀가루 제품을 섭취하게 되었다. 그들은 원시적인 식습관을 버렸으며, 결론적으로 건강을 잃게 되었다. 이제 그들은 그들의 선조와 달리 동맥경화나 고혈압의 질환을 앓고 있다. 원시 에스키모인과 문명화된 에스키모인의 유일한 차이점은 그들의 식습관이었다.

원시 에스키모인들은 그들의 음식을 땅이나 얼음 속에서 미리 삭혀 먹음으로써 소화에 대한 부담을 줄여 왔다. 에스키모들은 물고기를 잡은 후 삭을 때까지(predigest) 묻어둔다. 모든 살아 있는 조직은 효소를 함유하고 있으며, 이 효소는 음식을 분해하고 삭힌다. 이렇게 삭힌 생선은 'high fish'라 불리는데, 에스키모들에게 힘과 끈기를 제공한다. 삭힌 음식은 이미 소화되기 쉬운 상태이므로 신체는 이 음식을 소화시키기 위해 많은 양의 효소를 분비할 필요가 없다. 소화에 사용될 에너지가 보존되어 대사기능, 사고, 운동 등 다른 일을 하는 데 사용될 수 있게 되는 것이다. 에스키모인들은 개가 일주일 내내 고된 일을 하여 지치고 피곤해지면 이 high fish를 개에게 먹이는데, 그러면 개는 체중이 늘고 강해진다. 반면 그냥 날고기를 먹이면 삭혀서 먹이는 것에 비해 상대적으로 몸이 마르고 약해지게 된다.

Part 7

독이 되는 효소

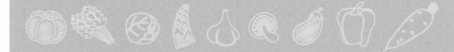

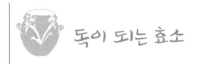

독이 되는 효소

효소와 시안화칼륨

시안화칼륨(청산가리)은 아마 가장 일반적인 독약일 것이다. 일본에서 유명한 데이고쿠 은행 사건에서도 이 독이 사용되었다. 도쿄도 위생과의 직원을 사칭한 남자가 데이고쿠 은행 시이나마치 지점에 나타나 이질 예방약이라고 하여 시안화칼륨을 16명의 은행원에게 먹였다. 그중 12명이 죽었다. 이차대전이 끝나고 얼마 안 되었을 때의 이야기다.

시안화칼륨의 독성은 '칼륨' 부분이 아니고 '시안' 부분이 나타낸다. 시안 화합물은 대부분 독으로서 작용한다. 살구나 쓴 아몬드 등의 과일을 먹어도 중독되는 경우가 있다. 이들 과일에 아미그달린이라는 일종의 시안 화합물이 들어 있기 때문이다.

시안화칼륨이나 시안 가스는 효과가 즉시 나타나 먹거나 마시면 바로 의식을 잃고 5분 이내에 죽는다. 치사량은 사람의 경우 0.2그램이다. 이것은 독물 중에서 치사량이 적은 편은 아니다. 세상에는 더 적은 양으로 독을 나타내는 것이 많다.

어째서 시안 화합물이 독이 되는가. 그것은 시안 화합물이 호흡 사슬 중의 효소의 작용을 정지시키기 때문이다.

호흡 사슬은 TCA 사이클과 함께 에너지를 ATP의 형태로 생산하는 중요한 과정이다. TCA 사이클에서 받아들인 수소 원자와 호흡으로 얻은 산소를 반응시켜 발생하는 에너지로 ATP를 생산한다.

그 과정은 복잡하여 많은 구성 성분으로 형성되어 있고, 차례로 전자를 주고받는다(산화환원). 호흡사슬 구성성분의 하나로 '시토크롬 산화효소'라는 효소가 있다.

시토크롬 산화효소는 '헴'이라는 복잡한 물질을 갖고 있다. 그리고 시안화물은 시토크롬 산화효소의 헴 부분에 결합한다.

몸 안에는 시안 화합물을 무독화하는 기구가 있다. 역시 효소인 '티오황산 황전달효소'이다. 정상 세포가 암세포보다 강한 티오황산 황전달효소 활성을 갖는다. 적당량의 시안 화합물(아미그달린)을 항암제로 사용하려는 생각도 있다.

효소와 비소

비소도 옛날부터 독약으로 유명하다. 중세 유럽에서 살인에 자주 사용되었으며 어쩐 일인지 여자들이 많이 사용하였다.

그러나 비소는 바로 알아낼 수 있어서 금방 들통난다. '바보의 독약'이라고 하는 이유가 여기에 있다.

일본에서도 시마네현 이와미 은광산에서 채취하는 비소를 함유한 광물이 쥐약으로도, 살인에도 사용된 것 같다.

비소에는 여러 화합물이 있으며 모두 독을 나타낸다. 그중에서 입수하기 쉽고 독성이 강해 많이 사용되는 것은 '아비산'이다.

아비산은 세포 속에서 작용하는 많은 효소의 독이 된다. 효소에는 '활성 부위'로 불리는 중요한 부위에서 화학 반응의 촉매가 이루어진다. 활성 부위에 '시스테인'이라는 아미노산이 존재하는 효소가 많다. 아비산은 이 시스테인과 결합하는 것으로 생각된다. 활성 부위에 아비산이 결합하면 촉매 작용을 할 수 없게 된다.

예로서 TCA 사이클의 일원인 '숙신산 탈수소효소'나 해당계의 일원인 '글리세르알데히드 3-인산 탈수소효소'가 그 예이다. 이들 무리는 세포의 에너지 생산에 매우 중요하지만 아비산이 결합하여 작용하지 못하게 되면 물론 큰일이다.

또, 아비산이 활성 부위가 아니고 다른 데 있는 시스테인에 결합해도 그 영향으로 활성을 잃거나 저하하는 경우도 있다. 이같이 비소 화합물은 여러 효소의 작용을 억제하여 세포의 활동을 저해한다.

시스테인과 결합하여 효소의 활동을 저해하는 화합물은 이외에도 수은 화합물 등 많다.

원래 비소 화합물은 독으로서만이 아니고 약으로서도 사용되어 왔다. 항스피로헤타약이나 항아메바약으로 사용되었다.

독이 약이 되는 이유는 인간의 세포와 미생물 세포막 차이에 있다. 균이나 아메바의 세포막이 사람의 막보다 통과시키기 쉽기 때문이다. 그러나 그래도 인간이 중독될 위험성이 있기 때문에 현재는 약으로서 그다지 가치가 없다고 한다.

효소와 독가스

'아세틸콜린에스테르 가수분해효소'라는 효소가 신경에서 중요한 역할을 하고 있다.

신경이 흥분을 전달할 때, '아세틸콜린'이라는 물질이 방출되어 다음 세포의 막에 결합한다. 그렇게 되면 그 세포가 흥분 상태가 된다. 막에 붙은 아세틸콜린은 바로 분해되어 다음 자극이 오는 것을 기다린다. 막에 붙은 아세틸콜린은 아세틸콜린에스테르 가수분해효소가 분해한다.

아세틸콜린에스테르 가수분해효소의 작용을 정지시키는 약을 주사하면 바로 신경이 마비되어 죽는다. 독가스 중에서 '신경 가스'는 이런 작용을 갖는다. 즉, 나치 독일이 만든 '사린(sarin)'이라는 독가스는 유기인有機燐 화합물의 일종으로 공기 1입방미터에 100밀리그램의 양이면 반수의 사람이 죽는 강한 독성을 가지고 있다.

만약, 7톤의 사린을 동경 하늘에 뿌리면 야마데선(전철선) 안쪽은 4분 안에 죽음의 거리가 되며, 피해는 80킬로미터나 떨어진 곳까지

미친다. 수소 폭탄과 같은 살인력이지만 값은 훨씬 싸게 먹힌다니 무서운 일이다.

사린 등의 유기인산 화합물은 아세틸콜린에스테르 가수분해효소의 활성 부위에 있는 '세린(serine)'이라는 아미노산을 인산화하여 효소의 작용을 정지시킨다.

물론 평화적 이용 방법도 있다. 해충을 죽이는 농약으로서이다. 아세틸콜린에스테르 가수분해효소에 작용하는 물질은 신경계를 갖는 동물에는 맹독이지만 신경계가 없는 식물에는 독이 되지 않는다. 즉 농약으로서 안성맞춤이다.

'파라티온'이라는 농약도 그중 하나로 벼의 해충인 이화명충을 죽이며 이차대전 후의 식량난 시대에 등장하여 쌀의 증산에 크게 기여하였다. 그러나 인간에게도 맹독이기 때문에 각지에서 중독 사고가 발생하였다. 또 직접 관계가 없는 다른 야생동물에게도 커다란 해를 주고 말았다.

한때 농약의 '스타'였으나 1955년에는 독 중에서 특히 엄격하게 취급하도록 하는 '특정독물'로 지정되었고, 1971년에 와서 사용이 금지되었다.

천연에도 아세틸콜린에스테르 가수분해효소의 독이 있다. '피조스티그민', 또는 '에세린(eserine)'이라는 이름의 물질이다. 서아프리카의 칼라바르 지방에 서식하는, 신목으로 받드는 콩에서 얻는다. 원주민들은 '재판콩'이라고 한다.

범인으로 생각되는 사람에 이 콩을 20~30개 먹여 죽으면 유죄, 살아남으면 무죄로 재판한 일이 있다고 한다.

무죄인 사람은 무서워하지 않고 한 번에 먹기 때문에 위가 자극되어 토하고 말아 살아나는 경우가 많다. 그러나 양심의 가책을 받은 사람은 무서워서 조금씩 먹기 때문에 독이 흡수되어 죽는다고 한다. '한꺼번에 먹기'도 효과가 있을 때가 있는 것 같다.

동물에 독이 되는 효소

추리소설 중에는 독사를 사용하여 사람을 죽이는 얘기가 있다. 또, 무서운 전염병의 병원균을 범죄에 사용하는 내용도 있다.

어떤 뱀은 강한 독을 가지며, 콜레라균 등의 병원균도 독을 낸다. 이들 독 중에는 우리 효소가 관련되어 있는 경우가 있다.

뱀독은 크게 나누어 두 가지가 있다. 하나는 코브라나 바다뱀의 독으로 신경독이다. 운동 신경을 차단하여 몸을 마비시킨다. 이것은 효소와는 직접 관계는 없다. 다른 하나는 살무사와 북살무사의 독으로 효소와 관계가 있다.

살무사에 물리면 독에 의해 출혈이 생기고 적혈구가 파괴되어 '용혈溶血'이 생긴다. 살무사 독 중에는 '인산지방질 가수분해효소'와 '단백질 자수분해효소'가 있어서 적혈구막을 부수거나 혈관벽을 부수거나 한다. 혈액을 응고시키는 성분에 작용하여 피가 굳지 못하도록 한다.

또, 뱀독에 함유된 어떤 단백질 가수분해효소는 인간의 혈액 중에 있는 '키니노겐(kininogen)'이라는 물질에 작용하여 '브래디키닌(bradykinin)'이라는 물질을 방출한다. 브래디키닌은 염증이나 통증을 일으키는 물질이다.

이번에는 쪽팡이의 독을 살펴보자.

요즈음은 티프스라든지, 디프테리아, 콜레라 등의 전염병에 걸리는 사람은 거의 없다. 그러나 하나코 씨가 어렸을 때는 감염되는 사람이 꽤 있었다. 인간은 오랜 기간 전염병에 시달려 왔으며 이를 극복하기 위해 싸워 왔다.

전염병을 일으키는 것은 병원균이다. 즉 디프테리아는 디프테리아균이, 콜레라는 콜레라균이 일으킨다. 이것은 잘 알려져 있는 예이지만 어떤 메커니즘으로 병원균이 병을 일으키는가는 잘 알지 못했다. 그 원인을 알아낸 것은 최근의 일로 역시 우리 효소가 관련되어 있다. 즉, 디프테리아균은 '디프테리아 독소'라는 독소를 만들어 내어 병을 일으킨다.

디프테리아 독소는 단백질의 일종으로 A, B 두 성분으로 구성되어 있다. B성분은 인간의 세포막에 달라붙어 A 성분을 세포 속으로 보내는 작용을 하며, A 성분은 효소이다.

인간의 세포 속에서는 단백질이 합성되고 있다. 단백질의 합성에는 많은 도구가 필요하다. 디프테리아 성분의 A는 그중 하나('펩티드 성장인자')에 작용하여 변형시켜 작용을 억제한다(즉 펩티드 성장인자를 ADP 리보오실화한다). 그 결과 인간의 세포는 단백질을 합성할 수 없게 된다.

콜레라균이 만드는 콜레라 독소도 역시 A, B 두 성분으로 되어 있으며 B성분은 세포에 달라붙는다. A 성분은 효소로, 세포막의 단백질을 ADP 리보오실화한다.

소장 점막의 세포는 콜레라 독소에 파괴되어 대량의 물과 이온을 방출한다. 그 결과, 심한 설사와 탈수증이 일어난다.

녹농균(綠膿菌 : Pseudomonas aeruginosa)같이 인간의 조직을 파괴해 버려 궤양을 만드는 병원균도 있다. 이들 균은 강한 단백질 가수분해효소를 분비하여 조직을 파괴한다.

인간의 몸에는 단백질의 분해에 대한 방어 기구가 여럿 있다. 앞서 언급한 'a_1-단백질 가수분해효소 저해제'도 그중 하나이며, 혈액 속에 있는 'a_2-매크로글로불린'이라는 단백질도 한 예이다.

a_2-매크로글로불린은 단백질 가수분해효소와 결합하여 작용을 억제한다. 그리고 결합물은 조직으로 운반되어 처리된다.

그러나 병원균의 단백질 가수분해효소는 a_2-매크로글로불린에 잡혀서 세포 속에 운반되어도 불사신이다. 세포 속에서 다시 살아나 난폭하게 날뛰어 세포를 파괴하고 만다. 마치 '007 제임스 본드'와 같이 적이지만 훌륭하다.

Part 8

생활에 도움이 되는 효소

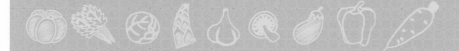

생활에 도움이 되는 효소

효소와 세제

세제 속의 효소의 역할은 물론 때를 빼는 일이다.

예로부터 세제의 주역은 '계면활성제'이다. 계면활성제는 물과 친한 부분(친수기)과 물과 친하지 않은 부분(소수기)을 모두 갖고 있다. 기름기의 때 표면에 소수기쪽이 달라붙고, 친수기의 작용으로 물에 섞인다. 이같이 하여 때를 빼는 작용을 한다. 옷의 때에는 외부에서 긴 때 - 흙이나 먼지, 식사 때 떨어뜨린 음식 등 - 와 몸의 표면에서 나온 때가 있다.

목의 컬러나 소매에 긴 때는 잘 안 빠진다. 때의 주요 성분은 지방과 단백질이다. 지방 때는 계면활성제가 작용하면 빠지지만 단백질 때는 빠지기 어렵다. 이것이 때가 잘 안 빠지는 원인이다. 효소로 단백질 때를 분해해서 빼려고 시도하였다.

그래서 단백질 분해효소를 계면활성제에 가한 세제가 개발되었다. 계면활성제는 물에 녹이면 PH가 9~10 즉 알칼리성이 된다. 그래서 알칼리성에도 잘 작용하는 효소가 좋다. 드디어 그런 성질을 갖는 효소를 찾았다. 주로 쪽팡이 등의 미생물이 만드는 단백질 가수분해효소가 사용되고 있다.

단백질 가수분해효소를 넣은 가정용 세제는 1970년대에 판매되기 시작하였다. 처음에는 포장 상자에서 변성되어 활성이 저하되어 버린 일도 있었다. 그 후 활성 저하를 막으려고 여러 가지로 연구하고 있으나 일반적으로 우리 효소의 약점은 안정성이다.

가정용 세탁기는 대개 수돗물로 세탁한다. 효소가 작용하는 데 적당한 온도는 37℃ 정도이지만 수돗물의 온도는 낮다. 그래서 저온에서도 작용할 수 있는 효소를 찾고 있다.

어느 잡지 기사에 의하면 남극의 바다에 있는 크릴이라는 바닷새우의 효소가 세제에 좋지 않을까 하는 내용이 언급되고 있다. 남극의 바다는 차기 때문에 거기에 살고 있는 동물의 효소는 낮은 온도에서도 잘 작용하기 때문이다.

요즈음은 단백질을 가수분해하는 효소 외에 지방을 분해하는 지방질 가수분해효소나 녹말을 가수분해하는 아밀라제, 셀룰로오스 가수분해효소 등이 들어간 세제가 판매되고 있다.

셀룰로오스(섬유소)는 녹말과 마찬가지로 글루코스가 다수 결합한 다당이지만 결합 양식이 녹말과 다르다. 셀룰로오스는 식물의 세포벽 등을 만드는 물질로 자연계에 널리 존재한다. 인간은 셀룰로오스를 분해하는 효소를 갖고 있지 않기 때문에 먹어도 영양이 되지는 않는다. 그러나 옷의 재료로서 오래 전부터 사용되어 왔다. 솜이 대표적인 예다.

셀룰로오스 가수분해효소는 솜의 섬유 사이에 들어간 때를 빼는 데 효과적이라고 한다. 비전문가의 생각으로는 효소가 솜의 섬유를 끊어 버려 옷이 다 삭아 없어지는 것이 아닌가 걱정이 될 것이다. 그래서 어떤 사람이 제조 회사 사람에게 이 점에 대해서 물어 봤다.

"그래요. 셀룰로오스 가수분해효소 원액에 티셔츠를 하룻밤 담가놓았더니 모두 녹아 버립디다. 하하하"

그 사람은 덧붙였다.

"시판되는 세제에는 매우 적은 양밖에 들어 있지 않기 때문에 걱정 없어요"

셀룰로오스 가수분해효소가 들어간 효소는 컴팩트화와 함께 히트 상품이 되었다.

옷의 세제에만 효소가 이용되는 것은 아니다. 식기용 세제에도 단백질 가수분해효소나 아밀라제가 사용되고 있다.

또, 세안洗顔 분말에도 단백질 가수분해효소가 들어간 것이 있다. 얼굴 피부가 두꺼운 사람은 좋지만 얇은 사람은 주의해야 한다. 뭐 속돌(輕石:화산 용암이 분출하여 된 돌로 구멍이 많이 나있어 가벼워 물에 뜨는 것도 있다)을 문지르는 데 사용하는 대신 뒤축에 붙이는 사람도 있다고?

얘기가 빗나가지만 효소가 속돌 대신의 역할을 하고 있는 예가 또 있다.

청바지는 신품보다 입던 것이 더 낫다고 한다. 그래서 전에는 일부러 속돌로 문질러서 입던 것처럼 만들었다. 그러나 지금은 셀룰라아제를 사용하여 솜의 섬유를 약간 부서지게 하여 입던 것 같은 기분을 내게 만들어 팔고 있다.

세제 옆에는 치약이 진열되어 있다. 여기에도 우리 효소가 들어 있다.

입 안에 있는 '스트렙토코커스 뮤턴스(Streptococcus mutans)'라는 쪽팡이는 끈기 있는 다당류를 만들어 균 자신을 이의 표면에 정착시킨다. 그리고 이의 표면에서 증식한다. 이것이 치구齒垢이다. 이 균은 락트산 같은 산을 만들며, 이 산이 이 표면의 딱딱한 에나멜질을 녹인다. 이것이 충치다.

그래서 이 균이 만드는 찐득찐득한 다당을 녹일 목적으로 치약에 '덱스트란 가수분해효소'라는 효소를 넣어 팔고 있다.

그러나 치약으로 닦고서 물로 입을 헹구기 때문에 효소가 작용할 시간이 없을지도 모른다.

미국에서는 스테이크용 고기의 연화제를 수퍼에서 팔고 있다. 이것도 효소로 단백질의 일부를 가수분해하는 작용을 한다. 일본에서는 쇠고기를 얇게 썰어 먹기 때문에 소화하는 데 그다지 어려움이 없으므로 수요가 없을지도 모른다.

효소와 의약품

효소가 약으로 처음 사용된 것은 소화제였다. 1894년 다카미네 박사가 코오지에서 만든 '디카디아스타아제'가 시초이다.

나쓰메가 쓴 〈나는 고양이다〉에도 고양이 주인인 구샤미 선생이 위가 약해서 다카디아스타아제를 먹는 장면이 나온다.

그 후 더 강하고 안정한 소화제가 개발되었다. 세제 속의 효소 무리와 비슷한 구성, 즉 녹말을 분해하는 '아밀라제', 단백질을 분해하는 '단백질 가수분해효소', 지방을 분해하는 '지방질 가수분해효소', 셀룰로오스를 분해하는 '셀룰로오스 가수분해효소' 등이 소화제로 사용되고 있다. 대부분 미행물의 효소를 사용하고 있다.

방선균이라는 미생물이 생산하는 단백질 가수분해효소를 배합한 소화제가 축농증에 효과가 있는 것으로 밝혀졌다. 이것이 계기가 되어 효소가 염증에 효과를 나타내는 소염제로서 사용되기 시작했다.

오늘날에는 단백질 가수분해효소나 쪽팡이의 세포벽을 가수분해하는 '리소짐'이 소염이나 거담의 목적으로 사용된다.

소화제의 효소는 소화관 중에서 음식의 분해에 참가하여 소화를 돕는다.

그러나 앞에서 언급한 바와 같이 효소를 비롯한 단백질은 먹어도 그대로 몸 안에 흡수되기 힘들다. 거기다 인간의 것이 아닌 단백질을 무리하게 몸 안에 집어넣어도 이물질로서 배설되거나 쇼크가 일어나 위험하다.

그래서 소화 목적 이외에 효소를 입으로 먹어도 정말로 효과가 있는가, 효과가 있다면 어느 정도인가 하는 의문이 생긴다. 특히 '어째서 효과가 있는가' 하는 점에서는 아직 연구가 부족하다.

한편으로는 이런 문제점을 해결하기 위해 체내 흡수에 대해 연구하고, 이물로 생각하여 배척하지 않도록 하는 연구가 진행되고 있다. 예로서 '폴리에틸렌글리콜'이라는 물질을 효소에 붙이면 항원성이나 지속성이 개선된다고 한다. 리포솜을 지질막에 끼워 넣는 방법도 있다.

'플라스미노겐 활성 인자'라는 효소 제제가 있다. 상처가 났을 때 상처 부위에서 피가 굳어 피를 멈추게 하는 작용을 한다. 상처 부위에 피가 굳는 것은 중요한 몸의 방어 방법이지만 혈관 속에서 피가 굳으면 곤란하다. 혈관이 막혀 뇌혈전腦血栓이나 심근경색의 원인이 된다. 혈관 속에 생긴 피의 덩어리(혈전)를 제거하기 위해 플라스미노겐 활성 인자가 사용된다.

혈전의 주성분은 '피브린'이라는 단백질이다. 몸 안에는 피브린을 분해하는 효소가 준비되어 있다. 즉 '플라스민'이다. 플라스민은 보통은 불활성형인 '플라스미노겐'이라는 형태로 존재하고 있다. 플라스미노겐 활성 인자는 플라스미노겐을 활성 플라스민으로 바꾸는 작용을 갖는다.

플라스미노겐 활성 인자는 신장에서 만들어지며 최종적으로는 오줌으로 배설된다. 그래서 인간의 오줌을 대량으로 모아 거기서 플라스미노겐 활성 인자를 정제하고 있다. 이것은 원래 인간의 것이므로 이물질은 아니다. 그러므로 항원항체 반응에 대한 걱정은 안 해도 된다.

그러나 오줌으로 만들기 때문에 오줌이 확보되어야 한다. 그래서 인간 신장의 세포를 배양하여 플라스미노겐 활성 인자를 만들거나 플라스미노겐 활성 인자의 유전자를 쪽팡이에 도입하여 쪽팡이가 만들도록 하는 방법이 연구되고 있다.

플라스미노겐 활성 인자는 혈액의 플라스미노겐을 무차별적으로 활성화하기 때문에 출혈 등의 부작용을 일으킨다.

그래서 피브린에 친화성이 있어서 혈전에 붙어 그 주위의 플라스미노겐만 활성화하는 효소가 가까운 장래 플라스미노겐 활성 인자를 대신할 것 같다.

효소와 감미료

단맛을 내는 재료-감미료 제조에 효소가 상당히 활약하고 있다. 감미료의 원료로 녹말이 중요하다.

녹말은 식물의 저장 탄수화물의 대표로 종자나, 뿌리와 줄기 등에 많이 들어 있다. 사람은 쌀, 보리, 고구마, 감자 등의 녹말을 주로 식량으로 하고 있다.

종자나 뿌리와 줄기 속에 있는 녹말은 각기 특징적인 입자로서 존재하고 있다. 일반적으로 녹말 입자는 매우 안정한 화합물로 미생물이 분해하기 어렵다. 즉 매우 뛰어난 저장성을 갖고 있다.

녹말 입자를 물에 담가 놓으면 어느 정도 부푼다. 이것을 가열하면 다시 부풀어 결국 파괴되어 '풀'이 된다. 이를 호화라 한다. 풀이 되는 온도는 녹말의 종류에 따라 다르다.

녹말은 글루코스가 많이 결합하여 된 다당이다. 구조상으로 보면 녹말은 두 성분으로 되어 있다.

하나는 '아밀로오스'로 글루코스 분자가 직선의 사슬같이 결합하고 있다. 이것은 보통 녹말의 20~25% 정도를 차지하고 있다. 또 하나는 '아밀로펙틴'이라는 성분으로 가지를 갖는 성분이다. 보통 녹말의 75~80%를 차지하고 있다.

사람 몸에서 이용되거나 산업적으로 이용되거나 녹말은 분해부터 시작된다. 물론 효소의 작용에 의해서다.

일반적으로 생녹말 입자는 효소가 분해하기 어렵고, 가열하여 입체 구조가 부서지면 분해하기 쉽다. 녹말을 분해하는 효소 무리를 통틀어 '아밀라제'라고 한다. 아밀라제는 인간을 비롯한 여러 생물에 존재하고 있으며, 여러 종류가 있다.

하나는 'α-아밀라제'이다. 사람은 타액과 췌액에 아밀라제가 있다 이것이 밥의 소화에 중요한 역할을 하고 있다는 것은 이미 설명하였다. 밥을 오래 씹으면 단맛을 낸다. 이것이 밥 속의 녹말이 타액의 α-아밀라제에 의해 단맛을 갖는 작은 조각으로 분해되기 때문이다.

α-아밀라제는 동식물과 미생물에 널리 분포되어 있다. 예로서 코오지 곰팡이에는 강한 α-아밀라제가 있다.

α-아밀라제는 아밀로오스나 아밀로펙틴을 사슬의 안쪽에서 제멋대로 자른다.

반면 녹말 사슬의 말단에서 차례로 잘라 들어가는 효소도 있다. 'β-아밀라제'라는 효소는 녹말의 끝에서부터 녹말이 두 개 붙은 말토오스(맥아당)로 잘라 들어간다. β-아밀라제는 식물과 미생물에만 있고 동물에는 없다.

또 녹말 사슬의 끝에서부터 글루코스를 차례로 잘라 들어가는 효소도 있다. 이것은 '글루칸 α-1, 4-글루코시드 가수분해효소'라고 한다. 그 외에 아밀로펙틴의 가지 부분을 전문으로 절단하는 '이소아밀라제'와 'α-덱스트린 α-1, 6-글루코시드 가수분해효소'도 있다.

현재 녹말을 공업적으로 분해하는 데 아밀라제를 사용하고 있다 먼저 α-아밀라제를 작용시켜서 녹말을 분해하여 '덱스트린'이라는 중간생성물을 만든다.

여기에 사용하는 효소는 타액이나 췌액의 효소가 아니고 세균 α-아밀라제이다. 세균이 만드는 α-아밀라제 중에는 열에 매우 안정하여 70℃까지도 견딜 수 있는 것도 있다. 녹말을 물에 섞어 풀로 만들어 놓고 α-아밀라제를 높은 온도에서 작용시키면 반응이 빨리 진행된다.

α-아밀라제로 녹말을 분해하여 생긴 덱스트린은 작게 잘라지

지 않았기 때문에 단맛은 그다지 없다. 여기에 β-아밀라제를 작용시키면 말토오스(맥아당)가 생겨서 단맛이 강해진다. 이것이 물엿이다.

　말토오스는 설탕의 40% 정도의 단맛을 나타내며 식품의 소재로서 중요하다. 콩에서 얻은 β-아밀라제가 많이 사용되며 여기에 가지 절단이 전문인 이소 아밀라제나 α-덱스트린 α-1, 6-글루코시드 내부 가수분해효소를 가하면 말토오스의 수율이 높아진다.

　녹말을 완전히 분해하면 글루코스가 된다. 여기에는 '글루칸 α-1, 4-글루코시드 가수분해효소'를 사용하면 좋다.

　글루코스는 설탕의 70%의 단맛을 갖는다. 글루코스에 '크실로오스 이성질화효소'라는 효소를 가하면 '이성화異性化'라는 반응이 일어나 글루코스와 프룩토오스(과당)가 반씩 섞인 혼합물이 생긴다. 이것을 이성화당이라고 한다.

　프룩토오스는 설탕의 약 1.5배의 단맛을 나타낸다. 그래서 이성화당은 감미료로서 인기가 있어서 일본에서는 연간 약 80만 톤의 이성화당이 생산되고 있다. 일본의 연간 설탕 소비량은 200만 톤이므로 이성화당의 생산량은 상당히 많은 편이다.

　최근 '프룩토올리고당'이란 이름을 자주 듣게 된다. 올리고당이란 단당(글루코스, 프룩토오스간이 그 이상 가수분해 되지 않는 가장 작은 당)이 두 개에서 열 개 결합한 당이다. 프룩토올리고당은 설탕(글루코스와 프룩토오스가 하나씩 결합되어 있다)에 프룩토오스가 다시 한 개 내지 세 개 결합한 것이다. 물론 효소의 작용으로 합성한다.

프룩토올리고당은 사람이 먹어도 소화되지 않는다. 그렇다고 음식으로서 쓸모 없는가 하면 그렇지는 않다. 첫째, 저칼로리 감미료로서 먹어도 살찌지 않고, 둘째, 장 속에 있는 비피두스균(Bifidobacterium)의 영양이 된다.

장 안에는 많은 쪽팡이가 살고 있다 그 중에는 몸에 좋은 균도 있다. 비피두스균은 그런 균의 대표적인 균이다. 그러나 유해한 물질을 생산하는 나쁜 균도 있다. 예를 들자면 웰치균(Clostridiumwelchii)이 그렇다. 나이를 먹거나 스트레스가 쌓이면 좋은 균이 줄어든다.

프룩토올리고당은 좋은 균을 늘리는 역할을 한다. 또 충치를 만들기 어려운 감미료이기도 하다.

프룩토올리고당 외에도 '이소말토올리고당', '갈락토올리고당' 등의 올리고당이 상품으로 생산되고 있다. 그리고 올리고당이 들어간 건강 음료가 많이 나오고 있다. 올리고당은 식물 섬유 등과 함께 건강식품으로 인기가 높다.

감미료는 아니지만 흥미를 크게 불러일으키는 올리고당을 소개한다. 그것은 '시클로덱스트린'이다. 시클로덱스트린은 6~8개의 글루코스 분자가 고리형으로 결합한 것으로 마치 도넛 모양을 하고 있다. 고리 가운데 쪽은 물과 친하기 어려운 소수성을, 고리 바깥쪽은 물과 친한 친수성을 갖는다.

적당한 크기의 물과 친하기 어려운 물질을 시클로덱스트린과 섞으면 고리 가운데로 들어간다. 그 결과 물에 녹기 어려운 물질을 녹이고, 휘발성 물질을 휘발되지 않게 하고, 불안정한 물질을 안정화시킨다.

즉 수퍼마켓에서 팔고 있는 '이김 와사비'(반죽한 고추냉이, 보통은 반죽하지 않은 상태이다)가 그중 하나이다. 오래 놓아두어도 서양고추냉이의 향기가 없어지지 않도록 시클로덱스트린의 고리 안에 향기 성분이 끼워져 있다. 온도가 높아지면 고리 밖으로 빠져나가서 향기를 낸다.

또, 진공으로 포장한 절편의 방부제로서 시클로덱스트린에 알코올을 끼워 넣은 것이 사용되고 있다. 지금까지 사용하던 과산화수소를 사용할 수 없게 되자 대체품으로 사용하게 되었다고 한다.

시클로덱스트린은 미생물의 '시클로말토덱스트린 글루칸전달효소'를 녹말에 작용시켜 만든다.

효소와 치즈

치즈 만드는 데에도 효소가 활약하고 있다. 치즈는 한마디로 말하자면 우유(양이나 산양의 젖도 좋다) 속의 단백질을 지방과 함께 응고시킨 것이다. 응고시키기 위해서는 젖산균 등의 미생물과 효소가 함께 필요하다.

먼저, 우유에 젖산균을 가해 번식시키면 젖산균이 산을 만들어서 우유는 약한 산성 상태로 된다.

다음 일은 효소의 몫이다. 송아지 위에서 빼낸 '키모신

(chymosin=rennin)´을 가하면 키모신은 우유의 단백질(카제인)사슬을 약간 끊는다. 이것이 방아쇠가 되어 카제인의 입체 구조가 변화하여 응고한다. 키모신이 카제인의 사슬을 약간 절단하는 곳에 특징이 있다. 즉, 트립신 등의 단백질 가수분해효소는 카제인의 사슬 여러 부분을 절단하여 조각조각 만들어 놓기 때문에 제대로 응고되지 않는다.

일본에서는 1960년 이후 치즈 생산이 급격히 증가하였다. 한편, 송아지를 도살하는 일이 적어져 키모신이 부족하게 되었다.

그래서 키모신을 대신할 효소를 찾아냈다. 현재는 대부분 미생물 효소를 사용하여 치즈를 만들고 있다. 그러나 역시 풍미가 다르다고 한다. 그래서 유전공학적 방법으로 소의 키모신을 대장균에서 만들려고 시도하고 있다. 최근 미국에서는 이 바이오키모신을 치즈 만드는 데 사용할 수 있도록 허가가 났다고 한다.

이외에도 효소의 활약으로 만들어진 식료품이 여러 가지 있다. 예를 몇 가지 든다.

우유를 마시면 설사를 하거나, 배가 부글부글 소리를 내거나, 아픈 사람이 있다. 어른이 되면 우유 속의 락트당을 잘 분해하지 못하는 사람이다. 그런 사람을 위해 미리 '락토오스 가수분해효소'라는 효소의 힘으로 락트당을 분해한 우유가 시판되고 있다.

오렌지 주스는 오렌지를 짜서 만들면 되지만 그렇게 만든 오렌지 주스는 냉장고 안에 놔두면 바로 침전과 투명한 액으로 나누어지고 만다.

그래서 효소로 처리하여 과육의 불용성분을 잘게 부수어 침전이 생기기 어렵게 한다. 또 그레이프프루트 등 오렌지의 쓴맛 성분을 효소의 힘으로 적당히 분해하여 쓴맛이 적은 주스를 만든다.

모양이 제멋대로여서 그대로는 팔기 어려운 야채나 과일을 효소의 힘으로 적당히 분해하여 점액상으로 하여 상품화하는 것도 이루어지고 있다고 한다.

오징어 껍질을 벗기는 데에도 효소가 활약하고 있다고 한다. 앞으로 활약하는 범위가 점점 넓어질 것으로 생각한다.

효소와 바이오센서

'바이오'(bio)란 말은 '생물적'이라는 뜻이다. 센서(sensor)라는 말은 '감지기'라는 뜻으로, 바이오센서란 생물학적 감지기를 말한다. 바이오센서는 주로 건강을 진단하는 데에 많이 이용되고 있다. 오늘날에는 공업적으로도 많이 이용되고 있다.

바이오센서는 주로 병원에서 당뇨병 검사를 할 때 많이 이용되고 있는데, 이것은 바이오센서 안에는 포도당을 산화하는 효소가 막에 고정되어 있다. 포도당을 신뢰하는 효소란 포도당과 산소를 반응시키는 효소를 말한다.

바이오센서에는 포도당 산화효소가 붙어 있는 막이 들어 있어서 혈액을 넣으면 혈액 속에 있는 포도당이 산화된다. 그러면 바이오센서 안에 넣은 혈액 속의 산소량이 감소하게 된다. 이어서 산소량의 변화는 전기 신호로 바뀌어 모니터에 나타난다.

10초 정도면 측정 결과가 나오므로 대단히 신속한 측정법이라고 할 수 있다. 이렇게 민감하게 반응을 하니 센서라는 말이 붙은 것이다.

바이오센서에 넣은 막에 어떤 효소를 넣느냐에 따라 혈액속에 있는 여러 가지 물질을 측정할 수 있다.

또한 신장의 기능이 어떠한가를 측정하기도 한다. 신장은 주로 혈액 속의 요소를 길러내는 일을 한다. 신장이 고장나면 혈액속의 요소가 많아지게 된다. 그러므로 혈액 속의 양을 측정하면 신장의 기능이 좋은지 나쁜지를 알게 된다.

바이오센서로 한 가지 물질의 양만 측정할 수 있는 것은 아니다. 다기능 바이오센서라는 것도 있다. 하나의 바이오센서로 동시에 여러 가지 물질의 양을 측정한다. 물론 센서 안에는 여러 가지 효소가 막에 고정되어 있다.

다기능 바이오센서는 생선의 신선도를 측정할 때 이용되기도 한다. 생선은 잡은 뒤에 거의가 시간이 어느 정도 경과된 후에야 밥상에 오르기 마련이다. 생선을 잡은 후 시간이 경과함에 따라 각 시간대에 많이 나타나는 물질이 있다. 몸안에 남아 있는 효소 작용 때문이다. 가장 많은 물질의 양을 측정하여 비교하면 생선이 얼마나 신선한지를 알게 된다.

효소와 유전공학

유전자란 세포 안에 있으면서 여러 가지 물질을 만들라고 명령을 내리는 암호이다. 물론 세포는 그 암호를 읽어내는 능력이 있다. 그런데 그 암호는 DNA에 입력되어 있다. 이것은 마치 우리가 정보를 컴퓨터 USB에 정보를 입력해 놓는 것과 같다. 정보는 유전자이고, USB는 DNA라고 할 수 있다.

하나의 DNA에는 많은 유전자가 들어 있다. 수천 개의 유전자가 하나의 DNA 안에 들어 있다. 세포는 필요할 때마다 그 암호를 읽어내어 세포가 요구하는 물질을 만들어 낸다.

DNA를 잘라서 다른 DNA를 붙이거나 DNA를 세균 속에 넣어 사람의 몸이 필요한 물질을 만들어 내도록 한다. 이때 효소가 이용된다.

우리 몸 안에는 DNA를 자를 수 있는 효소가 들어 있다. 이것은 원래세균이 바이러스로부터 자신을 보호하기 위해 가지고 있던 효소로, DNA특정 부분을 잘라내는 성질을 가지고 있다.

DNA를 잘라내는 효소를 제한 효소라고 한다. 결국 DNA를 잘라내었을 때 그 안에 있는 유전자 암호도 함께 잘라지게 된다.

잘라낸 DNA는 세균에 붙이게 된다. 이 때 필요한 것이 바로 효소이며, 이런 역할을 하는 효소를 연결 효소라고 한다.

세균에는 큰 DNA와 작은 DNA가 있다. 작은 DNA는 고리 모양으로 생겼으며, 작은 DNA를 세균에서 꺼낸 다음 고리의 한쪽을 제한 효소로 자른다. 잘라낸 사람의 DNA를 연결 효소를 이용하여 세균의 DNA와 연결하여 다시 고리를 만들어준다. 그리고 다시 세균에 이 DNA를 넣어준다. 그러면 분열의 성질이 있는 세균은 분열되면서 고리 모양의 DNA를 자꾸 많이 만들어낸다.

인공효소

효소는 단백질이다. 따라서 열에 약해 제대로 효소가 작용할 수 없다는 약점이 있다. 이것을 극복하기 위해서 만든 것이 인공효소이다. 모양은 효소와 같지만 단백질이 없다.

인공효소는 효소의 활성 부위와 모양이 같아야 한다. 기질과 효소가 모양이 서로 맞아야 하듯이 인공효소도 기질과 모양이 맞아야 한다.

인공효소는 높은 온도에서 우리가 필요로 하는 물질을 만들 수 있다. 아무래도 효소는 단백질인지라 높은 온도에서는 잘하지 못하기 때문이다. 효소에 따라서 비교적 고온에서도 작용할 수 있는 것도 있지만, 섭씨 100도 이상에서도 작용하는 효소는 없다.

효소는 생명체가 생존하기 위해서 만드는 촉진제이다. 효소 없이는 생명체가 존재할 수 없다.

효소는 무엇인가를 만들거나 없애는 능력이 있다. 이 성분을 이용하면 여러 가지로 이용할 수 있다.

앞으로 효소의 이용 범위는 점차 넓어질 것이다. 우리의 건강을 위하여, 상쾌한 환경을 위해 사용할 수 있는 시대가 올 것이다.

그 밖에 생활에 도움이 되는 효소

- 향기

꽃향기는 향기가 나는 성분과 다른 성분이 결합되어 있다. 효소는 그것을 분해하여 향기 성분이 공기층으로 계속 나오게 한다.

향기를 내는 성분은 휘발성을 가지고 있다. 휘발성이란 액체가 공기층으로 날아가는 성질을 말한다. 그렇게 해서 우리 코를 계속 자극한다. 꿀샘에 향기가 나는 성분이 있다.

화장실에 들어갔을 때 향긋한 냄새가 나는 경우가 있다. 화장실에 놓여 있는 방향제는 꽃향기가 나는 원리를 이용하여 만든 것이다. 방향제는 좋은 향기가 나오도록 만든 제품이다. 용기의 액체에는 향기 나는 성분이 다른 물질과 결합되어 있다. 액체 성분이 효소가 칠해져 있는 판으로 빨려 올라오면 효소가 그것을 분해하여 향기가 나는 성분을 증발해서 나오는 것이다. 그러면 액체 성분이 다 없어질 때까지 계속 향기가 나오게 된다.

- 치약

효소는 치약에도 이용된다. 세균과 함께 이의 표면에 달라붙어 있는 것을 치석이라고 하는데, 달라붙은 세균은 젖산을 분비하여 이를 서서히 상하게 한다.

세균에 의해 만들어져 이에 달라붙는 물질을 덱스트란이라고 부르는데, 이 물질을 분해하는 효소를 넣어 치약을 만든다. 그러면 치석에 의해 이가 상하는 것을 막아준다.

덱스트란이란 물질은 사탕수수원료로 하는 설탕을 세균으로 분해하여 만들어진다. 설탕으로 만들어진 사탕이나 과자를 먹은 뒤에 이를 잘 닦아야 하는 이유가 바로 여기에 있다.

- 가죽제품

가죽이 질긴 것은 콜라겐이라는 질긴 담백질이 들어 있기 때문이다. 그런데 원래 동물에는 콜라겐 외에도 여러 가지 단백질이 들어 있다. 이러한 단백질을 제거하고 콜라겐을 남겨야 좋은 질의 가죽이 될 수 있다. 이 때 사용하는 것이 바로 효소이다. 각각의 단백질에 작용하는 효소를 이용하여 콜라겐만 가지는 가죽을 만들어낸다.

또한 동물의 피부에 나 있는 털을 제거하는 데도 효소를 이용한다.

이 외에 색이 바랜 청바지를 만들 때에도 효소를 이용한다. 적당한 시간 동안 청바지의 면을 분해하는 효소로 처리하면 그 부분만 하얗게 된다.

Part 9

효소와 음식

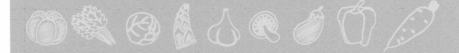

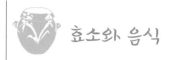 효소와 음식

효소와 빵

아밀라제는 녹말을 분해하는 효소이다. 아밀라제를 적당히 넣으면 녹말이 조금 분해된다. 그러면 반죽이 부드러워지고 잘 늘어나게 된다. 그리고 빵에 넣는 효모도 이용하기에 편리해진다. 녹말이 분해되면서 효모가 이용하기 쉬운 당이 생겨나기 때문이다.

밀가루 반죽에 효모를 넣으면 반죽이 부풀어 오르는 원리는 알고 있는가? 효모가 당을 분해하는 과정에서 이산화탄소가 생겨나기 때문이다. 그때 생긴 이산화탄소는 밀가루 반죽 안에 갇히게 된다. 그러면 기포가 생겨 반죽이 부풀어 오른다. 이렇게 부풀어 오른 빵은 부드러워져서 먹기에 좋아진다.

효모를 넣어 반죽한 밀가루를 보관하려면 어떻게 해야 할까? 냉장고에 넣어 두면 된다. 그러면 온도가 낮아 효모의 효소가 작용을 잘못하게 되고 밀가루 반죽도 부풀어 오르지 않을 것이다 냉장고에 보관하다 나중에 온도를 높여 주면 그때 다시 효모가 작용하게 된다.

식혜

보리의 싹을 조금 틔워 말린 것을 엿기름이라고 한다. 엿기름에는 아밀라제라는 효소가 들어 있다. 사람의 침에 들어 있는 아밀라제라는 효소가 들어 있다. 사람의 침에 들어 있는 아밀라제와 같은 종류이다. 아밀라제는 녹말을 엿당으로 분해하는 효소라는 것을 기억할 것이다. 엿기름에 왜 아밀라제가 들어 있을까?

보리가 싹이 나려면 물질을 합성해야 한다.
물질을 합성하려면 에너지가 필요하다.
에너지를 얻으려면 어떻게 해야 하는가?
영양소를 분해해야 한다.
보리의 주 영양소는 무엇인가?
녹말이다.
이제 엿기름에 아밀라제가 많이 들어 있는 이유를 알겠는가.
싹을 틔우는 데 녹말을 이용하기 위해서다.

자 이제 식혜를 만들어보자.
우선 엿기름을 갈아서 체로 거른다. 걸러 낸 엿기름가루에 물을 부어 놓으면 엿기름가루는 가라앉고 맑은 물이 윗부분에 생겨난다.

맑은 부분의 물에 무엇이 들어 있을까? 아밀라제가 들어 있다.

된밥에 맑은 엿기름물을 부은 다음 따뜻한 곳에 놓아둔다. 그러면 어떤 일이 일어날까? 엿기름물 안에 있는 아밀라제가 밥의 녹말을 분해하여 엿당으로 만든다. 4~5시간이 지난 다음에 밥알이 동동 뜨면 식혜가 된다. 이렇게 만든 식혜를 끓인 후 식혀 먹는다.

여기서 한 가지 질문을 해보자. 밥에 엿기름물을 부은 다음 왜 따뜻한 곳에 둘까? 엿기름의 아밀라제는 특이하게도 50℃ 정도에서 활발하게 작용하기 때문이다.

젓갈

젓갈은 구수한 맛이 있다. 그래서 김장을 할 때나 음식을 만들 때 넣는다. 대표적인 젓갈은 새우젓이다. 한국에서 새우젓으로 유명한 곳은 어디인가? 충청남도에 있는 광천이다. 새우젓과 효소는 무슨 관계가 있을까?

동물의 몸에는 단백질을 분해하는 효소가 있다. 몸에서 쓸모없게 된 단백질을 분해하는 작용을 한다. 그러나 이 효소는 그러한 기능을 잘 조절하여 함부로 단백질을 분해하지는 않는다. 그렇지 않으면 우리 몸이 견디지 못할 것이다. 하지만 동물은 죽으면 이러한 조절 능력이 없어져 자신의 단백질을 분해하게 된다. 그래서 동물이 죽으면 몸이 쉽게 부패하는 것이다.

새우젓은 이런 단백질 분해 효소의 성질을 이용한 것이다. 단백질 분해 효소가 새우의 단백질을 적당히 분해하여 새우젓 특유의 맛이 나도록 한다.

그런데 새우젓은 왜 짤까? 그것은 단백질 분해 효소만 작용하게 하고, 다른 미생물의 번식은 막기 위해서 소금을 뿌리기 때문이다. 미생물이 번식을 하면 당연히 부패할 것이다.

된장, 간장

된장이나 간장은 발효 식품이다. 발효 식품이란 미생물이 영양소를 미리 분해해 놓은 식품이라고 할 수 있다. 미생물이 영양소를 분해하여 놓으면 특유의 맛이 생겨나며 소화가 쉽게 된다고 한다. 그래서 치즈나 김치, 된장, 간장 등은 아주 오래 전에 만들어져서 오늘날까지도 인기가 대단하다.

된장이나 간장은 콩을 원료로 한다. 보리나 쌀은 녹말이 주성분이지만 콩은 단백질이 주성분이다.

그럼 된장이나 간장은 어떻게 만들까? 쉽게 말하면 곰팡이나 세균이 가지는 단백질 분해 효소가 콩의 단백질을 분해하도록 하는 것이다. 이미 단백질을 분해하여 놓았으니 사람이 먹으면 소화의 부담이 적어져 속이 편안하다. 또한 단백질을 분해하면 아미노산이 생겨나는데, 여러 가지 아미노산은 특유의 맛을 내기 때문에 맛이 좋아지는 조미료 효과를 내기도 한다.

오징어

마른 오징어가 맛있는 이유는 무엇일까? 오징어를 말리는 동안 효소가 오징어의 단백질을 분해하기 때문이다. 마른 오징어를 보면 겉 부분에 흰 가루가 보인다. 그것은 단백질이 분해되어 생긴 아미노산이다. 효소가 단백질을 분해하여 놓았기 때문에 오징어 살이 연해져 먹기에 좋을 뿐만 아니라 맛도 좋다.

결국 미생물에 의한 발효 식품과 다를 바 없는 것이다. 그러고 보니 마른 오징어를 만드는 것이나 새우젓을 만드는 것은 원리가 같은 셈이다. 둘 다 단백질 분해 효소가 작용한 것이다.

하지만 세균의 번식을 막는 방법은 다르다. 새우젓은 어떻게 세균이 번식하지 못하도록 한다고 했는가? 짜게 만들어서! 그러면 오징어의 경우는 건조시켜서 세균이 번식하지 못하도록 한다. 물기가 없으면 세균이 번식하기 어렵다.

말이 나왔으니 말이지 세균이 번식하지 못하도록 하는 방법에는 무엇이 있는가? 쉽게 말하면 음식물을 보관하는 방법 말이다.

첫째, 짜게 하여 보관한다.

둘째, 건조한다.

셋째, 냉장, 냉동 보관한다.

고기

쇠고기는 도살 직후보다 2~3일 찬 곳에 두어 저장한 것이 더 맛

있다고 한다. 단백질 분해 효소가 작용하도록 시간을 주는 것이다. 이런 과정을 숙성이라고 한다. 단백질 분해 효소가 작용한다는 점에서 새우젓이나 마른 오징어를 만드는 방법과 비슷한 점이 있다.

고기를 요리할 때 단백질 분해 효소가 들어 있는 과즙을 넣는 것도 한 가지 방법이다. 이렇게 하면 고기가 연해지고 맛도 좋아진다. 고기를 이루는 단백질에도 약간 질긴 종류가 있는데, 그런 종류의 고기에 효소를 넣어 단백질을 분해시켜 주면 먹기에 훨씬 좋아진다.

주스와 홍차

사과 주스는 왜 맑을까? 원래 사과 주스는 물에 녹지 않는 펙틴이라는 물질이 있어 탁하다. 하지만 여기에 펙틴을 분해하는 효소를 넣으면 맑은 사과주스를 얻게 된다. 보기에도 좋고 맛도 좋다.

홍차 또한 효소의 작용으로 만들어진다. 여러분들은 홍차가 녹차와 같은 식물로 만들어진다는 것을 알고 있는가? 홍차는 찻잎을 발효시키는 과정에서 효소에 의해 홍차 색이 되고 떫은맛이 줄어든다.

효소를 섭취해야 하는 이유

효소에 대한 일반적인 상식은 단지 음식 소화와 관련 있는 것으로만 알고 있다. 그러나 효소는 신체의 모든 대사활동과 관련이 있다. 따라서 그 중요성은 두말할 필요가 없다.

우리 몸에는 약 5,000가지 이상의 효소에 의해 수천 가지의 화학 반응이 일어나고 있다. 그 화학반응은 각각 다르게 동시에 일어나고 있다. 소화기능, 뇌와 신경계 대사, 물질대사, 에너지 발생 및 저장, 만성병의 예방 및 치료뿐만 아니라 보고, 듣고, 말하고, 생각하는 것까지도 효소에 의해서 이루어지고 있다.

자연의 식품 속에는 많은 양의 효소들이 들어 있고, 우리 몸도 태어나면서부터 일정양의 효소를 물려받았으나, 현대의 식생활은 효소가 결핍된 식품으로 바뀌었고, 사람도 나이가 먹어감에 따라 효소가 점차 감소되어 노화가 촉진되고 있는 것이다.

그러나 외부에서 지속적으로 효소를 응급해준다면 체내의 물질대사는 왕성하게 진행될 것이다.

우리 몸에는 활성화탄소가 들어 있다. 이것을 배출하기 위하여 우리 몸속에는 여러 가지 효소가 활동을 하고 있다. 그 대표적인 예로 수퍼옥사이드 디스뮤타제라 불리우는 효소이다. 이런 효소들이 열심히 활동해주기 때문에 몸은 좀처럼 산화되지 않지만, 나이를 먹게 되면 점점 효소의 활동이 약화되어 활성화산소의 범람을 막지 못하게 된다. 이럴 때 체외에서 효소를 공급해주면 활성화산소의 활동을 줄일 수 있게 된다.

Part 10

효소와 장수

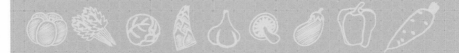

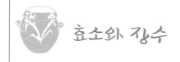

효소와 장수

노화의 원인

어째서 나이를 먹는지는 우리도 잘 모른다. 그러나 노화와 효소는 당연히 중요한 관계를 갖고 있는 것으로 생각된다.

노화는 어째서 일어나는가 즉 노화의 원인에 대해서는 여러 설이 있다.

'프로그램설'이라는 것이 있다. 인간은 태어날 때부터 노화하여 죽어가도록 프로그램되어 있다는 설이다. 인간은 한 개의 수정란에서 발생하여 분열을 반복하며, 세포가 여러 가지로 분화하여 태아가 생겨 이윽고 태어난다.

갓난아기는 성장하여 유아 → 소아 → 사춘기를 거쳐 어른이 된다. 이런 과정이 인간의 몸에 프로그램으로 되어 있는 것은 의심할 바 없다. 이의 연장으로서, 노화 → 죽음이 프로그램으로 되어 있다는 설이다.

　그러나 구체적으로 어떤 메커니즘인지는 잘 모른다. 여러 가지 가능성이 있을 것이다. 그러나 어떤 메커니즘이든 효소가 중요한 역할을 하고 있다고 보아야 한다.

　한편, 여러 사고나 트러블에 의한 상해가 쌓여 노화가 일어난다는 설도 있다. 사고나 트러블의 원인은 여러 가지가 있으나 최근 많이 거론되고 있는 것은 '활성 산소'이다.

　효소가 인간에게 필요불가결한 것이라는 점은 말할 필요도 없다. 살기 위해 필요한 에너지의 대부분을 '호흡 사슬'이라는 시스템에서 만들고 있으나 여기에는 효소가 필요하다. 호습 사슬이 멈추면 인간은 바로 죽게 된다. 그러나 호흡 사슬에서 산소의 일부는 잘 이용되지 못하고 반응성이 강한 활성 산소가 생기고 만다. 활성 산소는 DNA, 세포막, 단백질 등 몸의 중요한 성분을 공격하여 상해를 입힌다.

　또 백혈구는 몸 속에 침입한 세균을 죽이기 위해 활성 산소를 만들고 있다. 활성 산소는 세균을 죽이기 위한 것이지만 주위의 조직도 상하게 한다.

　이런 활성 산소에 의한 상해가 축적되어 노화가 일어난다고 생각하는 것이 '산소독설'이다.

　활성 산소와 동물 수명은 밀접한 관계가 있다. 즉 코끼리, 말, 개, 쥐 등 여러 동물 중 산소 소비량(체중당의 값)이 높은 것일수록 수명이 짧다.

산소 소비량이 늘면 당연히 활성 산소의 생산량도 늘어나 노화를 일으킨다. 파리를 날지 못하게 하여 키우면 수명이 연장된다고 한다. 날지 못하는 상태의 파리는 산소 소비량이 적어서 활성 산소가 적은 것으로 생각된다.

한편, 동물 몸에는 활성 산소에 대한 방어 기구가 있다. 비타민 E, 비타민 C, 글루타티온 등의 항산화물질도 그중 하나이지만 효소도 중요한 역할을 한다.

초산화물 불균등화효소는 활성 산소의 하나인 '초산화물'을 분해하는 작용을 갖고 있다. 여러 동물에 대해 조사한 결과 산소 소비량당의 초산화물 불균등화효소의 활성이 강할수록 오래 살았다.

'노폐물 축적설'이 있다. 나이를 먹은 사람의 기관조직 중에는 리포푸신이라는 황갈색 과립이 침착沈着한다. 리포푸신 안에는 '산성 인산가수분해효소', '에스테르 가수분해효소', 카텝신 등 효소 무리가 섞여 있다. 이들은 여러 물질을 가수분해하는 작용을 갖는 효소이다.

이들은 본래 세포 속에 있는 '리소좀'이라는 세포내 소기관에서 일한다. 리소좀은 이들 무리의 작용으로 세포에 불필요한 물질을 소화 분해하는 세포 내 소기관으로, '쓰레기 처리장'이다.

리포푸신이란 리소좀의 소화 분해력이 떨어져서 소화되지 않는 나머지 찌꺼기로 생각된다. 실제로 젊은 쥐에 리소좀의 효소 작용을 정지시키는 약을 주사하면 리포푸신과 똑같은 것이 생긴다.

노폐물 처리 능력의 저하와 노화 사이의 관계는 확실한 것 같지만 이것이 노화의 진짜 이유라는 증거는 없다. 오히려 노화의 결과인지도 모른다.

노인성 치매의 하나인 '알츠하이머(Alzheimer) 병'에서도 같은 결과가 보인다. 노인성 치매에는 여러 타입이 있으나 가장 증상이 심하고 원인이 밝혀지지 않은 것이 알츠하이머병이다.

이 병의 환자 뇌를 살펴보면 '노인반老人斑'이라는 반점과 비틀린 섬유상 물질이 보인다. 이들은 모두 어떤 단백질이 침착하거나 불용성 섬유를 만들거나 한 것이다.

어쨌든 알츠하이머병 환자의 뇌에서는 단백질 가수분해효소의 작용이 부족하여 불필요한 단백질이 침착하거나 섬유를 만든다.

그러나 이것이 노인성 치매의 원인인가, 아니면 노화의 결과인가는 잘 알려져 있지 않다.

'노화의 다리설'이라는 것도 있다. 여러 단백질 분자와 분자 사이에 다리가 형성되어 단백질의 기능을 손상하거나 세포나 기관에 나쁜 영향을 주어 노화가 일어나는 것으로 생각하는 설이다.

콜라겐은 피부, 힘줄, 연골, 혈관벽 등의 주성분이며, 나이 들수록 콜라겐에 다리가 점점 많이 형성된다. 이 다리가 노화와 함께 일어나는 피부의 주름, 혈관이나 관절이 굳어지는 것과 관계가 있는 것 같다. 또 눈의 수정체 단백질에도 노화와 함께 다리가 만들어져 불용화하여 탁하게 되며, 이것이 노인성 백내장과 관계있는 것 같다.

다리가 생기는 것은 효소와 관계가 있는 것으로 생각된다. 몸 안의 많은 화학 반응은 대부분 효소가 촉매하여 진행되나 효소가 관여하지 않는 것도 있다.

그런 반응이 노화에 따라 다리를 만드는 것 같다. 즉, 몸에 불필요한 쓸모없는 반응을 일으킨다. 효소에 의하지 않은 반응이 노화의 원인이 되어 있다는 설은 우리 효소의 마음에 든다.

효소와 사람의 나이

나이에 따른 계층간의 혈액, 오줌, 소화액 등의 효소 성분을 비교한 연구는 매우 중요한 결과를 보여준다. 평균적으로 조리된 식사를 위주로 하여 음식에 포함된 원래의 효소가 고작 몇 %에 지나지 않은 경우를 생각해 보자.

10대 후반의 청소년은 인체조직 내에 상당한 효소 저장량이 있다. 반면에, 노년층에서는 잠재된 효소 저장량이 무척 낮거나 거의 고갈되어 있다. 청소년이 조리된 음식을 먹은 경우, 인체 내의 여러 장기에서 분비되는 효소나 소화액의 양은 성인보다 높다. 장기간에 걸친 조리 식습관이 성인으로 하여금 효소를 분비할 여력을 없게 만든 반면, 10대 후반의 청소년의 효소 분비 여력은 여전히 높다.

미국 시카고의 마이클리스병원(Michael Reese Hospital)에서는 타액과 타액에 포함된 아밀라제에 관한 연구를 실시했다. 한 집단은 21세부터 31세까지의 젊은이었으며 다른 집단은 69세부터 100세까지의 노년층으로 이루어졌다. 이 실험에서 젊은이들이 노년층보다 30배나 높은 타액 아밀라제 활성을 보이는 것이 밝혀졌다.

젊은이들에게 효소가 많다는 것이 젊은이들은 흰 빵, 전분, 거의 조리된 식사를 해도 괜찮은 이유이다. 그러나 시간이 지나면서 우리 몸의 효소 저장량은 고갈되며, 동일한 양과 종류의 식사를 할 경우라도 변비, 혈액질환, 출혈성 궤양, 고창증, 관절염 등의 병을 일으킬 수 있다. 노인들은 인체 내에 효소 저장량이 바닥나 있는 상태이므로 조리된 음식은 잘 소화시킬 수가 없게 된다. 소화되지 않은 음식은 장 내에서 발효되며, 생성된 독소는 혈액으로 흡수되어 관절이나 다른 약한 조직 부위에 쌓이게 된다.

만성질환의 주원인, 효소 부족

만성병이라는 것은 수주일, 혹은 몇 달 아니 몇 년간 낫지 않는 병을 말한다. 만성병은 몸의 신진대사에 많은 부담을 주어 몸을 망치고 몸 안의 효소, 비타민, 미네랄, 무기염류 등을 고갈시킨다. 만성병의 진행과정 동안에는 효소 저장력도 낮아진다. 결핵으로 고생한 일본인 환자 111명의 82%가 정상인보다 인체 내 효소량이 적었으며, 병이 악화될수록 효소활성 수치는 더욱 내려갔다.

만성질환을 앓고 있는 환자들의 혈액, 오줌, 분변, 조직 내의 효소 농도가 낮다는 것은 재론의 여지가 없는 사실이다. 급성질환의 경우, 혹은 만성질환의 초기에 여러 효소의 농도가 높게 나타나는 경우가 종종 있다. 이것은 인체가 자체 효소 저장고를 가지고 있으며 조직 내 효소가 고갈되지 않았음을 나타낸다.

감염의 초기에 우리 몸은 병과 싸우기 위해 많은 양의 효소를 한 꺼번에 방출하는 것이다. 그러나 병이 진행됨에 따라 인체 효소량은 점점 적어진다. 만성질환 기간 동안의 낮아진 효소량과 노령의 관계는 잘못 알려져 있다. 우리는 흔히 노년기에 효소량이 낮은 것을 '정상'이라고 착각하기 쉽다. 그러나 만성질환 기간 동안 효소량이 낮은 것은 나이 때문이 아니라 병이 들었기 때문이다.

중요한 사실은 나이 먹는 것이 시간의 문제가 아니라 인체조직의 결함 문제라는 것이다. 인체조직은 인체 내 모든 세포의 대사를 조절하는 효소에 의존한다.

우리는 60대의 나이지만 40대의 건강한 신체를 가진 사람을 흔히 만날 수 있다. 개인이 지니고 있는 효소의 양과 개인이 지닌 활력 간에는 상당한 상관관계가 있다.

나이가 든다는 것은 효소 저장량이 서서히 감소한다는 것을 의미한다. 인체 내 효소 저장량이 너무 낮아서 대사과정이 고통을 받게 되면, 결국 죽음을 맞이하게 된다. 커피, 고단백 식사, 혹은 다른 자극적인 물질에 의해 인체대사가 잘못된 자극을 받게 되면 대사량이 늘어나 효소가 과다 소모되고, 따라서 잘못된 에너지가 사용되어 몸 상태가 좋다는 일시적인 느낌을 받게 된다. 그러나 결국 에너지가 낮아지고 효소를 빨리 소모하게 되어, 너무 일찍 늙어 버리게 되는 결과를 초래하게 된다.

미국 브라운대학(Brown University)에서, 158마리의 동물들에게 과잉섭취를 하게 한 결과 그들은 평균적으로 29.6일을 살았다. 다른 한 그룹은 거의 최소량만의 식사와 음료만을 공급했다. 그들의 평균 생존기간은 39.19일이었으며, 이 수치는 상대편보다 40% 증대된 수치이다. 결국, 이 연구는 우리가 섭취하는 음식의 양과 질을 다시 한 번 돌아보게 만들었다.

과도한 고단백 식사는 금물

고단백 식사는 인체를 무척 자극시키지만 심각한 영향을 초래할 수 있다. 식사가 필요량 이상의 단백질을 함유할 경우, 여분의 단백질은 간과 신장에서 효소에 의해 분해된다. 단백질이 분해되어 생기는 주된 물질은 요소로서 배뇨 촉진작용을 한다. 효소는 신장으로 하여금 오줌을 더 많이 만들게 하며 물과 함께, 많은 미네랄이 오줌에 섞여 빠져나간다. 이렇게 유실되는 미네랄 가운데 가장 중요한 것이 칼슘이다.

실험에 따르면 우리가 매일 75g의 단백질을 매일 소비할 경우, 매일 1400mg의 칼슘을 복용할지라도, 실질적으로 흡수되는 것보다 더 많은 양의 칼슘이 오줌으로 없어진다고 한다. 부족한 칼슘은 뼈를 비롯한 인체 내의 다른 칼슘 저장소로부터 보충해야 한다.

칼슘이 모자란 뼈는 골다공증으로 가는 계단이다. 앞서 설명한 실험에 따르면, 과도하게 섭취한 식품 혹은 단백질은 인체 내 효소, 비타민, 미네랄의 감소를 가져오게 된다. 캐나다의 토론토대학에서 일군의 과학자들이 생명이란 대사분해율에 비례해서 유지된다는 것을 증명한 바 있다. 대사분해율은 신체의 마모나 소모의 속도 혹은 조직 파괴의 속도이다. 이것은 노화와 직접적인 관계가 있다. 생체조직의 파괴는 효소에 의해 진행되며 분해가 빠르면 빠를수록 더 많은 효소가 소모된다.

우리의 효소 저장량은 소모될 수도 있고 잘 보호될 수도 있다. 좋은 효소보조제를 복용하거나 신선한 음식을 섭취하는 것은 효소를 늘 우리 몸에 공급하는 일이며 우리의 활력을 증가시키는 것이다. 호웰 박사는 "효소는 진정으로 생명력의 기준이다. 효소는 생명체의 활력을 계산하는 중요한 척도를 제공했다. 그것을 우리는 에너지, 생명력, 신경에너지, 힘이라고 부르지만 모두 효소활성과 동의어이다."라고 기술했다.

신진대사와 효소

인체조직의 성장과 파괴가 효소에 의한다고 말하는 학자들도 있다. 이것은 다른 말로 표현하면, 우리의 신진대사는 효소의 활성에 의해 유지된다. 우리 몸의 효소량이 낮아지면 우리의 대사도 낮아지고 결국 우리의 에너지 레벨도 낮아지게 된다는 뜻이다. 생명의 원천이 효소라는 것이 아니라 효소량과 신체조직의 젊음, 즉 에너지 레벨과 깊은 상관관계가 있다는 것이다.

연구에 따르면 추운 온도보다 따뜻한 온도에서 효소의 소모가 빠르다. 전분분해효소를 감자전분에 첨가하고 섭씨 30도의 온도에 놓아두면 40도에 놓아둔 것보다 빠르게 분해한다. 온도의 증가함에 따라, 효소의 작용은 더 빨라지며 더욱 빨리 소모된다.

일반적으로 효소란 촉매이므로 없어지지 않는다고 알려져 왔다. 그런데 많은 실험에서 여러 종류의 효소가 고열 후 혹은 운동 후에 오줌으로 배출되는 것이 발견되었다. 효소는 단백질 효모, 지방, 탄수화물, 비타민, 미네랄 등의 분해물과 더불어 오줌, 분변, 땀에서 발견된다.

지금까지 사람들은 비타민이나 미네랄 등의 다른 물질들은 매일 식생활을 통해서 보충해 왔다. 그러나 생식 혹은 효소보조제를 통하여 효소를 보충하는 것에는 그다지 관심을 기울이지 않고 있다. 만일 우리가 인체 효소량을 보충하지 않고 미네랄과 비타민만을 섭취한다면, 우리는 우리 자신을 망가뜨리는 것이다.

우리 몸은 자체 내에서 효소를 보충해야 한다. 한 곳이 부족하면 다른 곳에서 효소를 빼앗아 오는 한이 있더라도 말이다. 이렇게 되면 결국은 인체는 지치게 되고 노화가 빨리 찾아오게 되며 신체 에너지가 낮아지게 된다. 비타민의 이용은 효소에 의해 이루어지며 효소는(효소의 활성은) 흔히 비타민에 의존한다. 임상 관찰에 따르면, 효소와 비타민이 결합된 캡슐을 복용할 때가 비타민과 미네랄만을 복용할 때보다 더 적게 복용한다 해도 동일한 효과를 볼 수 있다. 이 현상의 좋은 보기는 아연 부족을 극복하기 위하여 매일 70mg의 아연을 복용해야 하는 환자에게서 발견할 수 있었다. 아연을 효소와 같이 복용하였더니, 이 환자의 아연 복용량이 하루에 3mg으로 급격히 줄어들었다. 효소와 결합하면 인체에 필요한 미네랄과 비타민의 양이 줄어드는 것으로 보인다.

효소를 이용하면 하루에 복용하는 비타민의 미네랄의 양을 줄이는 것이 가능하다. 많은 임상의사들은, 이러한 사실을 활용하는 것이 실질적이고 쉽다면 환자들이 더욱더 이 효소요법을 따를 것이라고 입을 모은다.

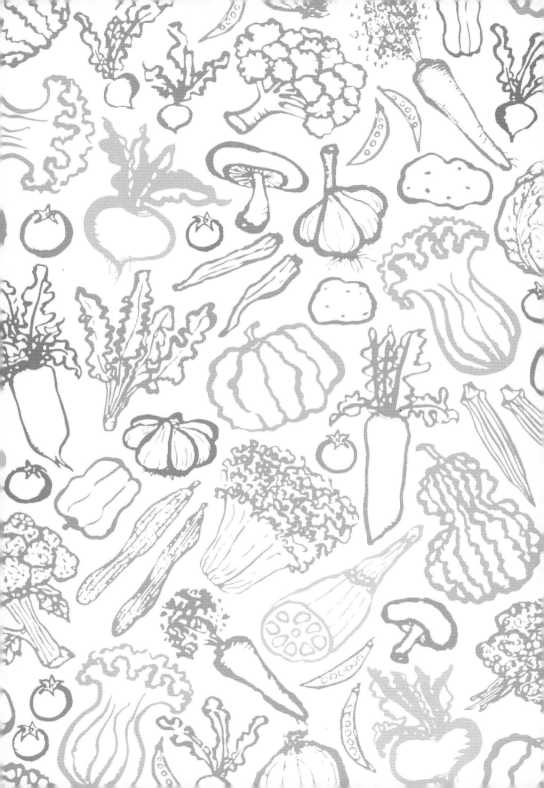

Part 11

효소와 비만

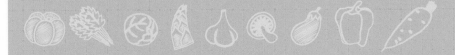

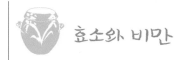
효소와 비만

효소 부족은 비만의 원인

효소는 소화에 있어 중요할 뿐만 아니라 다른 인체 대사기능에서도 중요하다. 효소는 몸 전체에 걸쳐 모든 조직 내에서 발견된다. 이러한 효소가 인체 일부에서 부족하게 되면, 비만과 순환기질환의 원인이 될 수 있다. 여러 다른 나라의 효소치료법을 관찰해 본 바에 따르면 특정한 병을 치료하는 동안 효소를 섭취하는 것이 긍정적인 결과를 가져온다는 것이 밝혀졌다.

신선한 동물조직 및 식물은 열을 가하지 않을 경우 소량의 리파아제가 그대로 존재한다. 비만의 사람의 경우, 지방조직 내 리파아제 양이 줄어들어 있다.

음식이 조리되면, 에너지원이자 에너지 저장물질인 지방의 소화를 돕는 리파아제가 유실되고 많은 실험들이 이 결론을 증명하였다.

문제는 이러한 실험들이 신선한 음식이 아닌 조리된 음식을 가지고 수행되었다는 것이다. 이들 실험이 보여주는 결론은 조리된 음식에 포함된 칼로리가 (음식이 신선한 상태에 가지고 있던 칼로리는 아닌)체중을 늘린다는 것이다. 고기와 감자 등 칼로리가 높은 음식은 신선한 상태일 때 효소의 양이 무척 많다. 한편 이들 음식이 조리되면, 효소는 거의 없어진다. 하지만 우리는 예전의 에스키모인들처럼 모든 음식을 날로 먹을 수는 없다.

조리된 음식은 인체 내에서 효소에 의해 분해되어 사용된다. 만약 조리된 음식에 과도한 칼로리가 있다면, 그것은 인체 내에 지방조직으로 축적된다. 이러한 지방조직은 간, 신장, 동맥, 모세혈관에 축적된다.

효소가 없는 음식에 의해 발생되는 인체 스트레스는 체중의 증가뿐만 아니라 내부기관을 변형시킨다. 예를 들어, 열처리되고 정제된 식사는 뇌하수체선의 외관 및 크기에 엄청난 변화를 가져온다. 효소와 분비선 사이의 관계는 동물의 분비선을 제거한 후 혈액 내 효소 농도의 변화가 생긴다는 사실로부터 알려졌다.

효소는 호르몬 분비선에 영향을 끼치며, 호르몬은 효소 수치에 영향을 준다. 조리된 음식으로부터 기인한 과다자극으로 췌장과 뇌하수체 분비선의 기능은 저하된다. 신체의 기능이 둔화되고 갑상선 기능도 지치며, 따라서 체중이 늘어나게 된다.

생식은 상대적으로 분비선에 덜 자극적이고 체중을 안정화시키는 데 도움을 준다. 농부들은 돼지에게 날감자를 먹임으로써 이 사실을 증명하였다. 이 사료를 먹고, 돼지의 지방은 증대되지 않았다. 그러나 감자를 요리하여 먹인 후 돼지의 몸무게가 급격히 증가했으며, 더 비싼 값을 받고 팔 수 있었다. 정육점의 지방이 많고 효소 수치가 낮은 고기를 생각해 보라. 일단 요리를 하면 고기에 포함된 효소는 더욱 줄어든다. 지방이 포화되면 소화하기 무척 어렵게 되며 결국 지방은 우리 동맥에 축적된다.

지방세포와 효소의 결핍

지방세포가 많은 사람들의 식생활을 돕는 좋은 방법은 그들의 식사에 효소보조제와 더불어 신선한 음식을 첨가하는 것이다. 이 방법으로 25kg 이상의 몸무게를 줄인 후 체중조절에 성공한 예는 무척 많아 일일이 그 수를 열거할 수 없을 정도이다.

만일 몸무게를 줄인 후 그 몸무게를 유지하고 싶다면, 날마다 조금씩 덜 먹는 것이 도움이 될 수 있다. 음식을 자주 먹거나 간식을 먹는 것은 인체 내의 효소 저장량 수치를 감소시키고 체중의 증가도 초래한다. 서로 다른 두 대학의 실험으로 다음 결과를 얻을 수 있었다. 두 그룹의 쥐가 사용되었는데, 한 그룹은 매 두 시간마다 먹이를 주었으며 다른 그룹은 하루에 한 번 먹이를 주었다. 하루에 한 번 먹은 쥐가 17% 더 오래 생존했고 체중이 덜 나갔으며 췌장과 지방세포 내의 효소활성이 더 높았다.

노화와 세포 내 효소 수치의 감소가 서로 연관되어 있다는 것은 무척 중요하다. 같은 실험에서 조직 내 효소활성은 쥐의 나이가 들어갈수록 약해졌다. 이러한 효소의 부족은 순환기질환, 고혈압, 다른 혈관질환 등을 야기시킬 수 있다. 특히 효소 리파아제의 역할이 중요하다. 원래 리파아제는 몸 전체에 존재하며 지방을 소화시키고, 녹이고, 분해하는 것을 돕는 역할을 한다.

효소량과 나이와의 관계

젊은이가 노인보다 조직 및 혈액 내에 존재하는 효소의 양이 많다는 것은 잘 알려진 사실이다. 버커 박사와 메이어 박사(Drs, Berker and Meyers)는 동맥경화, 고혈압, 저지방흡수증을 지니고 있는 환자들이 리파아제가 부족하다는 것을 발견하였다. 그들은 또한 77세 노인의 혈액 내 리파아제 양은 27세 젊은이의 리파아제 양의 반밖에 안된다는 것을 발견했다. 다른 발견은 지방이 리파아제에 의해서 적절하게 소화되지 않으면, 소화되지 않은 불순물 상태로 장에서 흡수될 수 있다는 것이다. 이러한 지방은 나중에 혈관 벽이나, 동맥에서 발견되며, 동맥경화, 고혈압, 고콜레스테롤 등의 질환을 유발한다. 이러한 지방 침전물은 혈관이 혈액을 심장까지 운반하는 것을 방해하여 심장마비를 일으킬 수 있다. 심장이 좁아진 혈관을 통하여 피를 운반하려면 더 많은 부하를 받게 되어, 혈압이 올라가고 심장이 커지게 된다. 이러한 문제의 범인은 동물성 지방에 많은 포화지방, 수소화지방, 다불포화지방이다.

우리는 다불포화지방이 콜레스테롤을 낮춘다고 알고 있으며 물론 이것은 사실이다. 그러나 문제는 이 물질이 약처럼 작용한다는 것이다. 〈멕더걸 요법 The McDougall Plan〉이라는 유명한 책에 다음과 같이 적고 있다. "다불포화 식물성지방을 과다 복용하면 건강에 치명적일 수 있다. 이 지방은 소비될 때, 콜레스테롤을 낮추는 약처럼 작용한다. 즉, 다불포화지방이 인체조직에 저장된 많은 콜레스테롤을 간을 통해 운반하여 쓸개와 대장까지 운반하는데, 장(colon)에서는 이 분비된 콜레스테롤이 결장암의 원인으로 작용할 수 있다." 콜레스테롤과 다불포화지방산이 다량 함유된 먹이를 먹은 쥐는 콜레스테롤과 다불포화지방산이 함유된 먹이를 먹은 쥐보다 결장암의 발병률이 높았다. 쥐나 다른 동물실험의 결과가 인간의 결과와 직접 연결되지는 않지만, 동물에서 암을 일으킬 수 있는 요소가 사람에게도 암을 일으킬 수 있다는 사실은 무척 중요하다.

지방은 면역세포계의 혈액세포 순환을 느리게 함으로써 그 기능을 저하시킨다. 이것이 비만한 사람이 더 쉽게 여러 질병에 감염되는 이유이다. 혈액 내의 높은 지방 농도는 당의 흡수를 돕는 물질인 인슐린의 정상적인 작용을 방해한다. 그러므로 혈액 내의 당 농도가 높아져, 당뇨병의 원인이 되기도 한다.

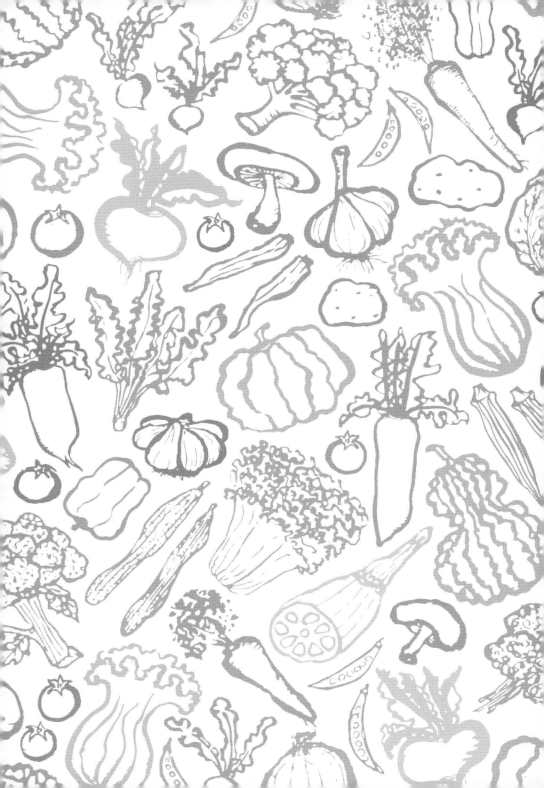

Part 12

효소로 다이어트하기

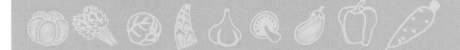

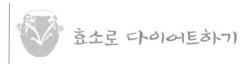

효소로 다이어트하기

비만의 원인, 효소 부족

먹고 싶은 것도 참고 노력했는데 아무 변화가 없거나 무리한 운동과 식이요법으로 몸 상태가 오히려 나빠졌던 경험이 있는가? 그렇다면 지금까지 '칼로리 계산'이나 '강도 높은 운동으로 지방을 연소해야 한다.'는 생각에 얽매여 있었기 때문이다.

칼로리 계산 다이어트는 '하루 섭취 칼로리가 소비 칼로리보다 적으면 살이 빠진다.'는 생각을 기본으로 하는 방식이다. 운동을 통해 무조건 소비 칼로리만 늘리려 하는 것도 바로 이런 이유이다.

하지만 이런 다이어트 방식에는 큰 문제가 있다. 살을 빼는 것도 좋지만 건강을 위해 '무엇을 먹어야 하는가.'라는 질문이 통째로 빠져 있기 때문이다. 저칼로리 식사를 고집하며 비타민과 미네랄이 거의 없는 음식만 먹다 보면 신진대사가 정체되어 살이 빠지기는커

녕 건강이 점점 나빠진다. 다이어트 중에 일어나기 쉬운 변비나 피부 트러블, 기운이 없고 컨디션이 나쁜 증상은 건강 악화를 알리는 위험신호이다.

그렇기 때문에 채소와 과일에서 '효소'를 듬뿍 섭취해 장을 깨끗하게 하고 세포에서부터 신진대사를 끌어올리는 다이어트 방법을 추천한다. 신진대사가 좋아지면 몸은 자연스럽게 날씬해지며 마르기 쉬운 체질로 변한다. 피부 트러블이나 변비, 짜증 등 다이어트를 할 때마다 따라붙는 고질병도 없다. 오히려 피부는 반짝반짝 빛나고 매일 쾌변! 예쁘고 건강하게 살이 빠진다.

'효소'를 제대로 섭취하면 꼬르륵 소리가 날 정도로 힘든 '식사 제한' 하거나 '괴롭기만 하고 효과는 낮은 운동' 또는 '다이어트 중의 짜증'과도 결별하게 된다. '효소'가 우리를 아름답게 변화시킬 것이다!

살이 빠지는 신진대사

그런데 왜 효소를 보급하거나 유지하면 신진대사가 좋아지는 걸까? 앞에서 잠재효소에는 '소화효소'와 '대사효소' 두 종류가 있다고 했다. 소화효소를 너무 많이 쓰면 대사효소로 사용되는 몫이 줄어든다. 가열 조리해 효소가 제로인 음식이나 달콤한 빵과 과자, 가열한 고기 등 소화하려면 에너지가 많이 필요한 음식을 계속 먹으면 잠재효소가 소화효소로만 쓰여 대사효소가 부족해진다. 대사효소가 제대로 작용하지 않으면 신진대사가 매끄럽게 이루어지지 못해 우리의 몸은 점점 지방을 비축하게 된다.

날씬해지고 싶다면 대사효소가 제대로 움직일 수 있는 환경을 만들어야 한다. 날것에서 효소를 듬뿍 섭취하는 식생활을 하면 소화를 시키고 남은 효소가 대사효소로 움직이기 때문에 신진대사가 원활해져 살이 빠지기 쉬워진다.

지방을 비축하는 근본 원인이다

사람은 왜 살이 찔까? 과식과 과음 등 필요 이상의 열량을 섭취하면 소화되고 남은 영양소와 에너지가 몸 안에 축적된다. 그래서 열량이 낮은 음식을 골라 적게 먹고 많은 열량을 소비시키는 '칼로리 계산'이 다이어트 왕도처럼 여겨져 왔다.

그러나 '언제나 칼로리를 조심하는 데도 전혀 살이 빠지지 않아!'라는 분들도 많다. 먹은 것을 제대로 소화, 흡수하지 못하기 때문이다. 이런 상태로 시간이 지나면 세포가 제 기능을 못하게 되는 '세포 변비'에 걸린다. 신진대사가 세포에서부터 정체되는 것이다.

자신의 적정 칼로리를 초과할 때 생기는 더 큰 문제는 소화불량이 초래하는 세포 변비이며 이것이 비만의 정체이다. 세포변비는 효소가 부족할 때 생긴다. 날음식으로 효소를 듬뿍 섭취하는 생활을 계속하면 장내 환경이 개선되어 소화 흡수가 몇 배나 좋아진다. 효율적으로 영양소를 받아들이고 필요 없는 것을 비축하지 않아 날씬한 몸이 된다.

과도한 아침식사로 다이어트 힘들다

'아침은 든든히 먹어야 한다.'는 선입견 때문에 밥과 반찬, 계란 프라이와 토스트 같은 효소가 제로인 음식을 아침마다 먹고 있는가? 인간의 생리 리듬에 따르면 오전 4시부터 정오까지는 '배설하기 위한 시간'이다. 위나 장 등의 소화기관과 소화효소가 잠자고 있을 때이다. 아침에 식욕이 없는 건 자연스러운 몸의 반응인 셈이다.

효소주스 다이어트에서는 아침식사를 백해무익한 것으로 본다. 아침부터 가열한 음식을 먹으면 낭비된 소화효소를 보충하기 위해 대사효소가 쓰이기 때문에 신진대사가 떨어져 살을 빼기 힘들어진다. 따라서 '영양 보급과 소화를 위한 시간'인 정오 이후에 제대로 된 식사를 해야 한다.

저녁을 오후 7시에 먹고 다음날 정오까지 효소주스 한 잔만 마신 채로 보내면 약 17시간의 반쪽 단식을 하는 것이다. 지친 소화기관을 쉬게 하고 신진대사를 높이기 위한 효과적인 방법이다. 과도한 아침 식사로 인한 소화불량과 효소의 낭비를 막고 신진대사를 높이면 반드시 살이 빠진다.

살이 찌지 않는 식사법

소화불량이 지방을 비축해 살이 찌는 원인이 된다는 것은 이미 말했다. 소화는 주로 '장'에서 이뤄진다. 몸 안의 노폐물과 유해물질이 머무르는 장소 역시 '장'이다. 자주 변비에 걸리거나 변의 냄새가 심하고 양이 적어지는 것은 장내 부패균이 지나치게 늘어 장이 더러워졌기 때문이다.

장은 효소가 큰 역할을 하는 장소이기도 하다. 장이 더러우면 효소가 잘 움직이지 않아 소화효소가 점점 줄어든다. 소화효소가 부족하면 그것을 보충하기 위해 대사효소가 낭비되고 결과적으로 대사효소도 부족해져 신진대사가 낮아진다. 장이 더러우면 살이 찌기 쉽고 장이 깨끗하면 살이 잘 찌지 않는다. 그러면 어떻게 해야 장이 깨끗해질까? 효소를 듬뿍 섭취하면 장내 환경이 좋아진다.

평소 장의 건강상태를 알아보기 위해 다음 내용을 체크해 보자. 변의 상태가 나쁜 사람은 효소가 가득한 식단으로 바꿔 깨끗한 장을 만들자.

① 방귀의 소리와 냄새가 어떤가?

소리가 나고 냄새가 없다면 장은 건강하다. 반대로 소리가 없고 냄새가 심하면 음식물이 장에서 부패하고 있다는 신호이다.

② 매일 한 번 배변하는가?

변비여도 설사여도 안 된다.

③ 변의 색깔이 황금색인가?

검은 변은 육류나 지방을 과잉 섭취했다는 증거이다.

④ 변이 바나나 정도의 굵기이며 똬리모양이 될 만큼 연한가?

염소똥처럼 끊기는 변은 장의 움직임이 나쁘고 좋은 지방이 부족한 상태이다.

효소가 부족하다는 신호, 식사 후의 졸음

뷔페에서 배부르게 먹은 다음 갑자기 졸음을 느낀 적은 없는가? 몸에 효소가 부족해서 휴식을 원하기 때문에 생기는 현상이다. 탄수화물이나 단백질이 많이 함유된 음식을 소화시키려면 대량의 소화효소가 필요하다. 효소 대부분을 소화에 사용하면 대사효소가 부족해져 몸의 활동이 약해진다. 그래서 졸음을 느끼는 것이다.

같은 과식이라도 효소가 가득 든 음식보다는 효소가 죽은 요리를 먹은 뒤에 쉽게 피곤해진다. 식후에 졸음을 느낀다면 과식을 한 건 아닌지 효소가 부족한 음식을 먹은 건 아닌지 생각해 보고 다음 식사 때부터 생식을 많이 먹도록 하라.

식후엔 졸린 게 당연하다고 생각하는 분은 만년 과식과 효소 부족 상태가 아닌지 의심해 봐야 한다. 효소가 가득 들어 있는 음식을 전체 양의 절반 이상 섭취하면 식후에 졸음이 오는 경우가 거의 없다.

하지만 날 음식 중심으로 먹어도 배가 빵빵해질 때까지 과식을 하면 안 된다. 자신의 소화능력 이상으로 섭취하면 어떤 음식이라도 소화불량으로 이어진다. '배가 8할 찰 때까지' 먹는 것이 건강에도 미용에도 가장 좋다. 조금 부족하다 싶을 때 식사를 마치면 소화도 잘되고 영양소 흡수도 효과적으로 이뤄진다. '날 음식을 중심으로 배가

8할 찰 때까지'라는 식사법을 유지하면 뇌와 몸의 움직임도 활발해져 점점 살이 빠지는 것을 실감할 것이다.

다이어트는 아침부터 시작된다

살이 빠지는 몸, 즉 신진대사가 좋은 몸을 만들려면 하루를 잘 시작해야 한다. 소화기관이 눈을 뜨지 않은 아침부터 실컷 밥을 먹어선 안 된다. 하루 세 끼를 꼬박꼬박 챙겨 먹는 것이 습관이 되었다면 점심때까지 아무것도 먹지 않는 건 힘든 일일 것이다. 힘이 안 난다고 느껴질 수도 있고 공복을 견디다 못해 점심식사 전에 간식을 먹고 싶은 유혹에 빠질 수도 있다. 그래서 아침에는 효소가 가득한 채소와 과일로 만든 효소주스 한 잔을 권한다.

효소가 가득한 채소와 과일을 섭취해서 신진대사를 원활하게 하면 살이 빠지는 몸의 기초가 만들어진다. 믹서나 주서로 재료를 통째로 갈아 효소주스로 만들면 식이섬유도 100퍼센트 섭취할 수 있다. 특히 과일은 위장에 부담을 주지 않고 바로 에너지원이 되는 과당과 포도당이 풍부하기 때문에 이른 아침 몸을 깨우기엔 최고이다. 각종 비타민과 미네랄은 물론 신진대사를 높이는 효소도 듬뿍 들어 있다.

과일의 70~96퍼센트는 수분이므로 몸 안의 독소가 배설되어 몸이 가볍게 느껴질 것이다. 거기에 질 좋은 물을 듬뿍 마시면 더욱 좋다. 배변도 순조로워지며 몸이 변해가는 걸 실감하게 될 것이다. 아침엔 바빠서 주스를 만들 시간이 없는가? 늦잠을 잔 아침엔 껍질만 벗기면 되는 바나나나 귤만 먹어도 괜찮다. 직장인이라면 전날 미리 과일을 챙겨 일을 시작하기 전에 먹어도 좋겠다.

날것으로 먹는다

정오까지는 채소와 과일을 갈아 만든 효소주스 한 잔과 물만으로 생활하는 효소주스 다이어트. 점심이랑 저녁도 이것만 먹어야 하는 건 아닌지 걱정인가? 안심하라. 점심과 저녁엔 무엇을 먹어도 괜찮다. 단, 가열 조리한 것만 먹는 식사는 피하라.

살이 빠지는 몸의 핵심이 되는 효소를 섭취하기 위해서는 점심과 저녁도 효소를 의식한 메뉴를 고르는 것이 좋다. 가장 쉬운 방법은 평소 식사에 채소샐러드를 추가하는 것이다. 채소를 날로 먹는 것이 거북하다면 날것 이상으로 효소가 가득 든 발효식품(초절임, 초무침, 김치, 청국장, 된장 등)을 먹는 것도 한 방법이다. 양은 적당히, 식후엔 단 음식 대신 과일을 먹는다.

아침을 제외한 식사는 '전체음식의 절반은 날음식으로 먹기'를 기본원칙으로 삼아라. 생식과 가열식의 비율이 5:5가 되도록 하거나 가능하다면 6:4가 이상적이다. 날것이 아닌 반찬이라면 찌거나 볶거나 버무린 채소, 해조류(미역, 다시마, 톳, 김, 파래 등), 구근류(감자, 고구마, 토란, 마 등), 콩류(대두, 팥 등), 어패류 등을 많이 섭취하라. 주식은 백미나 흰 빵이 아니라 섬유질과 영양소가 가득한 잡곡밥이나 호밀빵을 먹어라. 면류라면 우동, 파스타, 라면보다 GI수치(glycemic indes. 당지

수)가 낮은 국수를 권한다.

가열된 고기나 생선 등 동물성 단백질은 소화될 때까지 오랜 시간이 걸린다. 동물성 단백질을 먹을 땐 2배 정도의 채소와 과일을 먹도록 한다. 고기나 생선은 살아 있는 효소가 든 날생선(회)이나 날고기(육회나 생간)쪽이 소화가 잘 되므로 추천한다.

과식은 위에 부담이 되므로 피하는 것이 좋다. 무심코 과식하는 습관이 있다면 식사를 시작할 때 채소샐러드를 먼저 먹도록 하라. 간식은 되도록 삼가는 것이 좋지만 허기가 지거나 입이 심심할 땐 잘게 썬 오이나 샐러리, 혹은 과일을 조금 먹는다.

식이섬유를 섭취한다

효소가 가득한 채소와 과일에는 식이섬유도 많이 들어 있다. 식이섬유는 소화되지 않는 물질이라 칼로리가 제로이다. 이런 이유 때문에 이전엔 인간에게 필요 없는 것으로 치부되었지만 과식이 문제되는 현대에서는 거꾸로 '먹어도 찌지 않는 '점이 각광을 받아 다이어트에 빼놓을 수 없는 존재가 되었다.

식이 섬유의 주된 역할을 영양소를 짜내고 남은 음식 찌꺼기를 모아 변으로 뭉치는 것이다. 식이섬유가 가득한 식사를 하면 변의 부피가 늘어남과 동시에 음식물이 장 내부를 통과하는 시간이 짧아진다. 음식물이 장에 남아 부패되는 경우가 적어져 장이 깨끗해지는 것이다. 매일 쾌변은 신진대사가 높아져 살이 빠지는 몸을 쉽게 만든다. 많은 양의 식이섬유, 수분, 효소를 섭취하고 양질의 기름을 적당히 섭취하면 몸에 필요 없는 것이 쌓이지 않는다.

식이섬유는 식후의 일시적인 고혈당과 그에 따른 인슐린의 과잉분비를 억제하는 역할도 한다. 다이어트와 건강을 위해서라도 백미, 흰 식빵, 백설탕을 쓴 간식 등 GI수치가 높은 식품은 가급적 피하길 바란다. 간식이 먹고 싶을 땐 식이섬유가 풍부한 채소와 과일을 먹어라.

양질의 기름, 다이어트의 아군이다

기름을 먹으면 살찐다는 생각에 기름을 원수 보듯 하고 있는가? 물론 기름을 지나치게 섭취하면 내장지방이 늘어나지만 기름, 즉 지질은 인간의 몸에 필요한 영양소이다. 좋은 변을 배출하려면 많은 식이섬유, 수분, 효소 외에도 적당한 기름이 필요하다. 기름은 섬유로 뭉친 변을 장내에서 매끄럽게 이동시켜 내보내고 변의 부피를 늘리는 역할을 한다. 기름을 뺀 식사를 하면 좋은 변을 볼 수가 없어 장내 환경이 나빠져 대사가 정체된다. 다이어트를 방해하며 피부 트러블의 원인이 된다. 몸에 좋은 기름과 나쁜 기름을 판단하는 기준은 다음의 다섯 가지이다.

- 나쁜 기름

① 산화된 기름 | 어떤 종류의 기름이라도 장시간 공기와 빛에 노

출되면 산화해 인체에 유해한 과산화지질이 만들어진다. 스낵, 만든 지 오래된 음식(미리 튀겨서 저장한 반찬 등), 여러 번 거른 기름으로 튀긴 음식은 피하도록 하자.

② 트랜스지방이 많은 기름(마가린, 쇼트닝) | 식물성 기름을 가공해 만든 식품은 무조건 몸에 좋지 않다. 빵에 발라 먹는다면 버터(가급적 무염)를 선택하라.

③ 리놀산이 많이 함유된 기름(옥수수유, 대두유, 샐러드용으로 나온 정제기름) | 리놀산의 과잉섭취는 알레르기 질환이나 심혈관계 질환, 암이나 면역 질환 등의 원인이 된다. 리놀산은 콩류, 직물, 견과류, 옥수수 등에도 다량 함유되어 있어 평소 식사에서도 충분히 섭취하고 있으니 조리용 기름으로 쓰는 건 피하기 바란다.

- 좋은 기름

① 날 음식에는 알파리놀렌산이 많이 함유된 기름(아마씨유, 들깨유) | 리놀산과 비슷한 양의 알파리놀렌산을 섭취하면 리놀산이 미치는 피해를 줄일 수 있다. 하지만 알파리놀렌산을 많이 함유한 기름은 쉽게 산화되기 때문에 가열하는 요리에 써서는 안 된다. 빛을 차단하는 불투명 유리병에 든 제품으로 골라 샐러드드레싱으로 활용하라.

② 가열 조리에는 올레인산을 많이 함유하는 기름(카놀라유, 채종

유, 홍화씨유) | 올레인산은 콜레스테롤을 낮추는 효과가 크고
잘 산화되지 않아 볶음요리나 튀김요리에 좋다. 올리브유에
도 올레인산이 많이 들어 있지만 산화되기 쉬우니 가열하는
요리에는 피하라.

'좋은 물'을 많이 섭취한다.

모든 동식물이 살아가는 데 '물'은 빼놓을 수 없는 존재이다. 생
명을 가진 물질은 효소도 마찬가지로 물이 없으면 말라 죽는다. 물이
부족하면 효소의 움직임이 둔해진다. 효소의 활동을 도와 신진대사
를 높여 노폐물의 배출을 촉진하고 살이 빠지는 몸을 만들기 위해서
라도 물은 매일 많이 섭취하도록 하라.

사람이 하루에 배출하는 수분의 양은 약 2.5리터로 식사를 통해
얻는 양은 1.5리터 정도이다. 그러므로 나머지 1리터는 마시는 물로
보충해야 한다. 여기서 말하는 '물'에 커피나 차는 포함되지 않는다.
차와 커피의 성분이 몸 안을 통과할 때 효소가 소비되기 때문이다.
또한 소독을 위해 염소가 첨가된 수돗물보다는 '좋은 물'을 마시자.

살이 찌지 않는다

과일은 당분이 많아서 살이 찐다거나 몸을 차게 만들어 대사에
해롭다는 오해를 하고 있는가? 채소와 마찬가지로 살아 있는 효소
를 가득 함유한 과일은 다이어트를 할 때야말로 많이 먹어야 하는

먹을거리이다.

살이 찌는 원인으로 오해받기 쉬운 과일의 단맛은 과당과 포도 당에서 온다. 이것은 소화가 아주 잘 되며 바로 에너지로 바뀌는 양질의 당분이다. 과일은 소화가 잘 되고 효소를 낭비하지 않으며 위장에 부담도 주지 않는다.

과일의 70~96퍼센트는 수분으로 미네랄과 비타민, 항산화물질인 피토케미컬도 가득하다. 영양보조제를 먹는 것보다 효율적이고 안전하게 몸에 꼭 필요한 성분을 섭취할 수 있다. 섬유질도 많아 과일을 매일 먹으면 양질의 변을 배출하게 돼 신진대사도 좋아진다. 저칼로리 음식인데다 단맛이 강해 먹는 만족감까지 얻을 수 있고 조금 많이 먹었다고 살이 찔 염려도 없다.

특히 단백질 분해효소가 많이 함유돼 다이어트에도 좋은 과일은 바나나, 파인애플, 파파야, 사과, 멜론, 키위, 오렌지이다. 소화하기 힘든 고기요리를 먹을 때 샐러드나 디저트로 먹으면 좋다. 물론 아침의 주스용으로도 훌륭하다.

효소의 활동이 몇십 배 높아진다

효소가 듬뿍 함유된 채소와 과일을 식단에 추가할 때 효소의 힘을 더욱 높이는 방법이 있다. 통째로 '강판에 갈아' 먹는 것이다. 위의 상태가 좋지 않을 때 무 간 것을 먹거나 어린 시절 감기에 걸리면 어머니가 사과를 갈아주신 것도 효소가 더욱 강력해져 몸 상태를 가 다듬어주기 때문이다.

채소와 과일을 강판에 갈면 세포 안에 있는 효소가 밖으로 나와 활발하게 움직인다. 이 때 효소의 양은 그대로 먹을 때보다 약 10배가 많아진다. 껍질째 갈면 더욱 효과가 높아져 때로는 몇십 배가 되기도 한다는 것이 최근의 연구에서 밝혀졌다. 강판에 갈면 부피가 줄어 먹기 쉬워진다. 소화도 잘 돼 효소의 낭비를 막고 배변 활동도 좋아진다.

추천하고 싶은 음식은 무, 브로콜리, 콜리플라워, 양배추 소송채, 배추이다. 항암 작용이 있어 강판에 갈면 효과가 더욱 높아진다. 사과, 당근, 오이, 연근, 마, 양파, 고구마, 감자, 샐러리도 좋다.

세라믹 강판은 으깨지는 경우가 많아 효소가 활성화되기 어려우니 제대로 갈리는 금속제 강판을 써라. 그대로 먹는 것도 좋지만 간장이나 된장 같은 조미료를 섞어 드레싱으로 쓰거나 차가운 스프처럼 만들어 매일 먹으면 좋다. 강판에 갈면 금방 산화되므로 잊지 말고 되도록 빨리 먹어라.

효소의 왕이다

채소와 과일 이상으로 효소를 잔뜩 함유한 음식은 된장, 요구르트, 절임 등 발효식품이다.

발효식품에는 몸에 좋은 유산균이 많이 들어 있다. 유산균은 동물성과 식물성 두 가지가 있다. 요구르트에 함유된 유산균은 동물성이고 절임 등에 들어 있는 유산균은 식물성이다. 식물성 유산균은 동물성 유산균보다 가혹한 환경 속에서도 잘 살아남고 산 채로 장까지 도달한다.

백김치나 된장 등 발효식품을 식사 메뉴에 꼭 추가하라. 식초와 맛술, 간장 등의 조미료도 좋은 발효식품이다. 그 중에서도 특히 식초는 효소의 활동이 원활하도록 돕는다는 사실이 최근의 연구로 밝혀졌다. 초밥이 보통 밥보다 소화가 잘 되는 건 효소를 활성화시키는 산소의 효능에 의해 밥이 초벌 소화되었기 때문이다. 식초를 뿌리기만 해도 식재료 자체의 효소활동이 이루어져 소화가 잘 되는 것이다. 또한 초밥으로 만들면 백미로 먹을 때보다 칼로리 수치가 낮아진다.

피로회복, 혈압억제, 칼슘 흡수를 높이는 작용, 혈당조절 등 그 외에도 다양한 효과를 가진 식초. 요리에 쓰거나 물에 타 마시는 방법뿐만 아니라 채소와 과일을 절여 과일식초나 채소식초를 만들거나 초절임을 만드는 것도 추천한다. 채소와 과일에 함유된 살아 있는 효소를 더욱 보강해주는 식초 레시피를 꼭 시험해보시기 바란다.

혈당치 수치가 낮은 음식을 선택한다

날씬한 몸매의 적, 얄미운 군살의 정체는 지방세포이다. 지방세포가 비대해지는 원인 중 하나는 췌장에서 분비되는 호르몬인 '인슐린'이다. 인슐린은 지방을 축적하는 성질을 갖기 때문에 다이어트의 큰 적이다.

음식을 먹으면 혈당치가 올라가고 인슐린이 분비된다. 혈당치가 급격하게 올라가면 인슐린이 과잉 분비되고 거꾸로 혈당치의 상승이 완만하면 인슐린 분비도 억제된다. 혈당치의 상승률을 나타내는 것이 혈당치수치이다. 혈당치수치가 낮을수록 혈당치의 상승이 완만하며 인슐린의 과잉분비가 억제되기 때문에 살이 잘 찌지 않는다. 감자, 당근, 옥수수를 제외한 대부분의 채소는 혈당수치가 낮고 과일 중에서 파인애플, 수박, 포도는 채소보다 조금 높을 뿐이다.

문제는 혈당수치가 높은 백설탕, 백미, 흰 빵이다. 백설탕은 본인이 사용을 자제할 수 있지만 주식인 밥과 빵 없이는 3대 영양소의 하나인 탄수화물을 섭취할 수 없다. 탄수화물은 뇌의 영양소이자 제1의 에너지원이다.

탄수화물을 다이어트의 적으로 여기며 배제하지 말고 백미 대신 현미, 우동 대신 통밀 파스타나 메밀국수, 흰 빵보다 통밀빵이나 호밀빵처럼 혈당치수치가 낮은 음식을 선택해 균형 잡힌 식사를 지향하자.

-혈당수치가 낮은 음식
오분도쌀 쌀겨 층의 절반만 벗겨 쌀눈이 남아 있도록 도정한 쌀.
오곡미 보리, 조, 피, 콩 등이 들어간 쌀.

우유보다 요구르트를 선택한다

우유는 칼슘이 풍부해 몸에 좋다는 생각에 아침마다 우유 한 잔씩 꼬박꼬박 마시는 분이 있는가? 당장 그 습관을 고치도록 하자. 아침엔 소화가 잘 되는 효소주스 한 잔으로 충분하다.

칼슘과 단백질을 필요 이상 적극적으로 섭취할 필요는 없다. 최근에는 우유를 지나치게 섭취하면 골다공증이 되기 쉽다는 연구결과도 발표되었다. 많은 사람들이 우유는 뼈를 강하게 해주는 완전식품이라고 믿고 있지만 사실은 이와 다르다.

물론 우유에는 칼슘이 풍부하게 들어 있다. 그러나 우유에 함유된 칼슘은 이온화되어 있지 않아 물에 녹지 않는다. 물에 녹지 않는다는 건 뼈에 바로 흡수되지 않는다는 뜻이다.

칼슘이 뼈로 흡수되려면 마그네슘이 필요한데 우유에는 마그네슘이 매우 적다. 우유를 마실수록 뼈에서 칼슘이 빠져나가 골다공증을 초래하게 되는 것이다. 우유는 하루 100밀리리터 정도로 제한하고 우유를 마실 땐 해조류, 견과류 등 마그네슘을 많이 함유한 식품을 함께 섭취하라.

우유에 든 유당을 분해하는 효소인 락타아제가 동양인에겐 적다는 사실도 문제이다. 우유를 마시면 뱃속이 부글부글 끓거나 설사를 하는 것은 유당이 분해되지 않아 소화불량을 일으키고 있다는 증거이다.

유제품을 섭취하고 싶다면 우유보다 효소가 듬뿍 들어 있는 요구르트를 권한다. 요구르트는 발효과정을 거치면서 유당을 분해하는 효소를 얻어 유당을 포도당과 갈락토오스로 분해한다. 단백질도 우유보다 소화되기 쉽게 바뀌며 요구르트에 함유된 비피더스균은 장내 환경을 가다듬어준다.

우유보다 요구르트, 우유를 마실 땐 마그네슘도 함께. 유제품을 좋아하는 사람이라면 우유보다는 요구르트를 먹는다.

같은 양의 물을 함께 마신다

단 것을 지나치게 먹으면 해롭다는 사실을 알면서도 자제하기 힘들다. 술도 마찬가지인 것 같다. 한두 잔의 술은 혈액순환을 좋게 하고 정신을 편안하게 하기도 하지만 영양학적 측면에서는 몸에 좋은 음식이 아니다.

알코올을 분해하는 과정에서 생겨난 독소를 중화해 배설하려면 수분이 많이 필요하다. 수분이 부족하면 탈수증상이 일어나고 혈관이 수축된다.

독소를 배설하기 위해 필요한 수분은 수분이 많은 뇌에서부터 조달을 시작하기 때문에 두통도 일어난다. 술 마신 다음날 머리가 깨질 것 같은 두통의 원인은 바로 이 탈수증상 때문이다. 물을 충분히 마시면 금방 낫지만 계속 반복하다간 뇌가 수축된 상태에서 회복되지 않을 위험도 있다.

알코올의 섭취가 지나치면 많은 효소가 낭비된다. 다이어트의 효과를 빨리 얻고 싶다면 금주하는 편이 좋다. 그렇다곤 해도 무리한 금주는 스트레스를 부르므로 우선은 아래의 포인트를 지키며 차츰 알코올 섭취량을 줄여 가자.

- 1주일에 3~4일은 무알코올데이로 삼는다.
- 주정을 부릴 만큼 많이 마시지 않는다.
- 폴리페놀류의 항산화물질이 함유된 적포도주를 마신다
  (와인은 유일한 알칼리성 알코올음료이기 때문에 산성체질이 될 염려도 적다. 산성체질은 쉽게 지치고 노화가 빠르며 면역력도 낮기 때문에 다양한 질병에 걸릴 수 있다).
- 마시는 술의 양과 같은 양의 물을 마신다
  (탈수증상을 막고 음주량도 줄일 수 있다).
- 효소가 가득한 안주와 함께 먹는다.

건강까지 해치는 악당이다

살이 찐다는 걸 알아도 끊을 수가 없어 다이어트 중에도 가끔 초콜릿이나 사탕, 케이크를 먹는 사람이 있는가? 백설탕이 든 달콤한 음식이 주는 피해는 '살이 찌는 것'만이 아니다. 진짜 무서움을 알게 되면 단 것에 정신을 못 차리던 사람도 당장 끊고 싶은 마음이 들 정도이다.

백설탕의 성분인 자당은 포도당과 과당이 결합해 만들어진다. 포도당과 과당은 그 자체만으로는 질 좋은 영양원이지만 한번 결합한 상태가 되면 소화효소와 위산이 움직여도 그 결합을 떼어내기 어렵다. 몸 안의 소화효소를 대량으로 낭비시키는 데다 최종적으로는 소화불량을 일으킬 수 있다.

더욱 성가신 점은 이 소화되지 못하고 남은 자당이 위나 장에서 나쁜 균과 바이러스의 먹이가 된다는 것이다. 나쁜 균이 늘어나 균들의 밸런스가 망가지면 "이래서는 안 돼!"라고 정의의 사도처럼 백혈구가 나타난다. 그러나 나쁜 균을 퇴치한 백혈구의 잔해에서는 몸의 '녹'이라고 불리는 활성산소가 생긴다.

활성산소는 장기에 손상을 주며 암을 비롯해 각종 질병의 원흉이 된다. 기미를 만들고 피부 세포를 파괴해 주름을 생성시킨다. 자당은 노화의 원인이다. 또한 자당은 피 속에 흡수되는 것도 흘러가는 것도 무척 빠른 물질이다. 자당으로 상승한 혈당을 억누르기 위해 인슐린이 출현해도 이미 자당은 자취를 감춘 뒤이다. 한 번 상승한 혈당이 갑자기 떨어질 때 우리 몸은 저혈당 상태에 빠진다. 이 상태는 GI수치가 높은 식품을 지나치게 섭취했을 때에도 일어난다. 저혈당이 되면 뇌가 영양부족이 되어 짜증이 나고 화를 내는 등 정신상태의 악화를 초래한다.

요즘 계속 짜증이 나고 등이 쑤시고 요통, 어깨 결림, 두통이 생기고 기미와 주름이 늘었다고 느껴지면 단 것을 끊어보라. 단 것이 먹고 싶어 도무지 못 견디겠다면 흑설탕이나 물엿, 꿀, 메이플시럽 등을 약간만 사용한다. 간식이나 디저트로는 단맛이 있고 효소가 가득한 신선한 과일이야말로 최고이다.

변비, 피부 트러블, 스트레스, 요요가 없다

다이어트의 결과가 변비, 거칠어진 피부, 스트레스인가? 게다가 간신히 체중을 줄여도 '아차'하고 방심한 사이 요요가 와서 전보다 더 살이 찌는 일이 반복되는가? 식생활과 생활습관 개선으로 쉽게 도전할 수 있는 효소주스 다이어트는 변비, 피부트러블, 스트레스, 요요를 걱정하지 않아도 된다.

• 매일 쾌변!

채소와 과일에는 식이섬유가 가득 들어 있다. 효소 덕분에 장내 환경도 깨끗해져 '좋은 변'이 나온다.

• 피부가 좋아진다

채소와 과일에는 항산화영양소인 피토케미컬이 많이 함유되어 있다. 살이 빠져도 주름이 생기지 않고 오히려 피부 상태가 좋아진다.

• 짜증이 나지 않는다

채소와 과일에 많이 들어 있는 비타민 C는 스트레스에 대한 저항력을 높여준다. 듬뿍 먹어도 괜찮기 때문에 다이어트 중 배고픔으로 인한 괴로움도 없다.

• 요요 걱정이 없다

효소를 듬뿍 섭취하고 효소를 낭비하지 않는 식사와 생활을 하면 줄인 체중을 그대로 유지할 수 있다. 무심코 과식을 해서 체중이 다시 늘어도 반쪽 단식을 하면 금세 돌아온다.

일반적인 다이어트와는 달리 체질 개선을 하면서 자연스럽게 살을 빼는 효소주스 다이어트. 지금 곧 시작해 보자!

문답으로 알아보는 효소

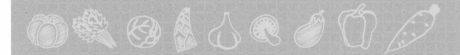

부록 : 문답으로 알아보는 효소

〈문〉 효소와 식생활과 관계가 있는가?

〈답〉 밀접한 관계가 있다. 효소가 없으면 아무리 좋은 음식도 소화가 안
되기 때문이다.

현대 사회는 가공식품 산업의 발달과 소득수준 향상에 따른 식
품 섭취 패턴의 변화로 인해 영양 부족보다는 영양 과다와 식품 공해
로 인한 질병이 더욱 많아지고 있으며, 과거의 성인병이 이제는 소아
에서 나타나는 등 질병의 구조와 내용이 변해가고 있는 추세에 있다.

현재 우리가 섭취하고 있는 일상적인 식사의 내용을 살펴보면 자
연식이라기보다는 가공식품, 특히 인스턴트식품 및 정제식품이 주류
를 이루고 있으며 식물성보다는 육류가 주류를 차지하고 있는 실정
이다. 이러한 식품들은 인체기능의 유지에 필수적인 효소, 비타민, 미
네랄 등의 각종 영양소가 상당히 파괴되어 있으며 각종 노폐물의 축

적에 의한 심혈관질환이나 당뇨병, 간장 질환, 비만, 암 등과 같은 만성병의 직접적인 원인이 되고 있다.

따라서 현대인에게는 만성병의 예방 및 치유를 위하여 올바른 식생활의 변화가 절실히 요구되고 있으며 이중에서 생식 식이요법이 가장 효과를 나타낼 수 있다는 것은 주지의 사실이다. 따라서 구미 선진국에서도 효소가 풍부한 식사(예 : 생식)가 대체의학의 한 분야로서 중요한 자리를 차지하고 있는 것은 그리 놀랄 일이 아니다.

그러므로 이제부터는 건강에 대한 우리의 패러다임을 바꾸어야 한다. 좋은 것을 많이 먹는 것이 중요한 것이 아니라 좋은 영양분이 우리 몸에 잘 흡수되도록 몸의 상태를 만들어 주는 것이 중요한 것이다. 특히 기존의 열량 위주의 영양학에서 탈피하여 활성 위주의 영양학으로의 변화가 필요한 시점이다.

사람은 하루에 필요한 열량을 섭취했다고 해서 건강해지는 것이 아니라 몸에 필요한 영양분을 적절히 공급받아야 건강해지는 것이다. 이 영양 공급의 핵심에 효소가 위치해 있는 것이다. 아래 그림을 보면 탄수화물, 지방, 탄수화물의 기본 영양소와 비타민, 미네랄, 항산화제, 아미노산, 식이섬유 등의 기능성 물질 사이에 효소가 위치해 있는 것을 알 수 있다. 좋은 것을 섭취해도 효소가 없이는 우리 몸으로 흡수될 수 없다.

〈문〉 효모와 효소의 차이점은 ?

〈답〉 효모는 미생물의 일종인 효모균이고, 효소는 효모균을 비롯한 모든 생명체 내에 있는 촉매단백질 혹은 활성단백질을 말하는 것이다

효모는 어원상 효소를 만드는 곳이라는 뜻이다. 효소를 만드는 곳은 다름아닌 미생물이다. 즉, 효모는 효모균이다. 인간들은 기원전부터 발효를 통해 술을 만들어 먹었는데, 나중에 이 술을 만드는 것이 균이라는 것을 알고 이 발효를 일으키는 균을 효모라고 불렀다. 효모는 다른 말로 이스트라고도 하는데 빵을 만들 때 들어가기도 하고, 맥주를 만들 때도 사용된다. 빵에는 약간 시큼한 맛이 나는 것은 이 효모가 만드는 에틸알코올(혹은 에탄올) 때문이다.

효소는 발효를 일으키는 원소라는 뜻을 가지고 있다.

효소는 영어로 엔자임이라고 하는데 영어의 어원으로 보면 '효모 안에 있는 것'을 뜻하기도 한다. 효소는 단백질의 일종이며, 특히 촉매작용을 하는 단백질을 일컫는 말이다. 우리는 효소의 작용으로 생명을 유지하고 있다. 효소가 기능을 하지 않는다면 단 1초도 살 수 없는 것이다.

정리하면 효모는 미생물의 일종인 효모균이고, 효소는 효모균을 비롯한 모든 생명체 내에 있는 촉매단백질 혹은 활성단백질을 말하는 것이다. 당연히 살아 있는 효모균에만 있는 것이 아니다. 우리 자신의 몸을 비롯한 모든 생명체에는 효소가 엄청나게 다양하게, 또 많은 양이 존재한다.

〈문〉효소는 먹기만 하는가?

〈답〉그렇지 않다.

효소를 건강식품이나 약품의 형태로 복용하는 것은 극히 한정된 용도이다. 효소는 의외로 우리 생활 전반에 상당히 큰 영양을 끼치고 있다.

효소의 사용에 대해 모든 예를 다 들 수는 없지만 일상생활과 관련된 사항만 몇 가지 설명해 보겠다. 우선 우리가 입고 있는 옷을 예를 들어보자. 옷을 제조공정에서 반드시 풀을 먹이게 되어 있다. 풀 먹인 옷은 최종 제품으로 출하하기 전에 풀을 제거해야 하는데, 이 풀을 제거하는 데 효소가 많이 사용된다. 이 외에도 섬유를 처리하는 데 기존의 독성이 강한 화학적 방법을, 효소를 이용한 방법으로 바꾸려고 하고 있다.

빨래하는 과정에서도 효소가 널리 이용되고 있다. 세탁기용 가루 세제에 보면 하얀색 가루 이외에 빨강, 파랑색의 알갱이가 들어 있는 것을 알 수 있다. 이 알갱이 속에는 단백질분해효소를 비롯하여 지방분해효소들이 많이 들어 있다. 일반적으로 "때가 꼈다"라고 하는 것은 우리 피부의 찌꺼기가 섬유에 달라붙어 있다는 의미이다. 즉, 때의 성분은 주로 단백질과 지방으로 이루어진 것이다. 그래서 효소를 넣어주면 비누만 넣어주었을 때보다 훨씬 깨끗한 빨래가 가능한 것이다. 지금은 찬물과 더운물 모두에서 잘 작용하는 다양한 효소가 개발되어 있다.

화장품에 효소가 사용된 것은 오래 전의 일이다. 우리의 피부는 단백질로 층을 이루고 있는데, 이 단백질 층은 약 한 달의 주기로 새롭게 재생된다. 한 달 전에 만들어져 피부에 남아 있는 피부를 각질층이라고 하는데, 이 각질층을 효과적으로 제거해 주면 잔주름 개선은 물론 미백효과도 볼 수 있다. 따라서 세안용 제품이나 영양크림 가운데는 이 각질을 제거하기 위한 단백질 분해효소(파파인이나 브로멜라인)가 들어 있는 제품이 많이 있다.

　　식품은 어떨까? 효소를 직접 먹을 수 있는 것은 신선한 야채와 열을 가하지 않은 발효제품들이다. 특히 김치나 쌈장 등은 훌륭한 효소 원료이다. 그러나 이런 직접 식품 이외에도 효소를 이용한 식품은 그 수를 헤아릴 수 없을 정도로 많다. 조미료나 감미료 등의 제조에 다양한 종류의 효소가 쓰이고 있으며, 비타민C 등의 제조에도 화학적 공법과 겸하여 효소공법이 사용되고 있다. 효소는 화학적으로 만들 수 없는 다양한 형태의 화합물을 부산물이 적게 만들 수 있으므로 그 효율 면에서 큰 장점이 있다.

　　또한 의약산업에서 효소가 차지하는 비율도 무척 크다. 병원에서 피를 이용한 성분검사를 할 때 다양한 분석효소가 이용된다. 혈당을 측정하는 개인용 혈당측정기에는 효소가 포함되어 피 속의 포도당을 정확히 측정할 수 있게 도와준다. 이러한 측정기를 '바이오센서'라고 한다. 또한 화학적으로 합성하기 어려운 제품을 생산하는 과정에도 사용된다. 그리고 효소의 기능을 억제하는 화학물질을 발견하기 위한 재료로도 사용되어 신약을 만드는 주요한 원료가 되기도 한다.

효소는 환경 정화에도 사용된다. 카탈라아제라는 효소는 과산화수소가 많이 포함되어 있는 폐액을 정화하는 데 널리 사용되고 있다. 기존의 폐수 처리공정에서 사용하는 미생물도 넓은 의미에서는 효소를 이용하고 있다고 말할 수 있다.

정리하면 효소는 이미 의식주의 모든 면에서 무척 널리 사용되고 있다. 다만 우리가 아직 그 사실을 인식하지 못하고 있을 뿐이다.

〈문〉 효소의 함유량은 어떻게 표시하는가?

〈답〉 효소의 활성은 일반적으로 비타민과 동일하게 활성단위란 표현을 쓰는데 양이 문제가 아니라 실제적으로 일할 수 있는 능력을 나타내는 것이다

효소나 비타민 등은 일반적으로 함유량을 무게로 나타내지 않는다. 왜냐하면 무게로 몇 %를 함유하고 있다고 나타내는 것이 의미가 없기 때문이다. 왜 의미가 없을까? 효소는 백열전구에 불이 들어와 있는 것에 비유할 수 있다. 백열전구는 단백질에 비유할 수 있다. 효소에 열을 가하면 효소가 활성을 잃어버리는데, 활성을 잃어버린 효소도 단백질로서의 가치는 가지게 되는 것이다. 백열전구에 전기를 가해 빛을 내는 전구를 효소라고 하고 전기가 없이 백열전구만 있는 것이 단백질이다. 청국장을 날로 먹는 것과 끓여 먹는 것의 차이를 생각하시면 된다. 날로 먹는 청국장(예를 들어 낫또)에는 효소가 많지만

팔팔 끓인 청국장에는 효소가 거의 존재하지 않는다. 활성이 죽은 단백질만이 존재할 뿐이다. 그래서 청국장을 요리할 때는 청국장을 맨 마지막에 넣어 살짝 끓여야 한다는 조리법이 생기게 된 것이다. 효소의 활성을 보조하려는 우리 선조의 지혜였던 것이다.

효소의 활성은 일반적으로 비타민과 동일하게 활성단위란 표현을 쓰는데 양이 문제가 아니라 실제적으로 일할 수 있는 능력을 나타내는 것이다. 효소의 경우 해당 물질을 얼마나 분해할 수 있는가를 나타내고, 비타민의 경우 얼마나 많은 활성산소를 잡을 수 있는지 그 능력을 나타내는 것이다. 효소의 종류가 다양하듯이 효소는 각 종류마다 활성을 측정하는 별도의 방법을 가지고 있다. 우리나라를 비롯한 전 세계에서는 CODEX(국제식품규격)라는 기준을 이용하여 통일된 규격으로 활성을 표기하려고 노력하고 있다. 앞으로 효소 관련 제품을 구입하실 때는 표지에 표시된 효소의 활성을 유심히 보아야 할 것이다. 의외로 효소제품이라고 하지만 효소가 없는 제품이 많이 있다.

〈문〉 효소저해제란 어떤 것이 있는가?.
〈답〉 효소저해제란 효소의 활성을 방해하는 물질을 말한다.

일반적으로 효소의 활성을 낮추는 원인으로는 열과 산도가 있다. 그 다음으로 높은 소금 농도와 화학물질 혹은 중금속 농도를 들 수 있다.

효소를 비롯한 모든 단백질은 고유한 활성온도를 가지고 있다.

즉, 가장 높은 활성을 나타내는 온도가 있다는 것이다. 북극곰을 열대지방에 가져다 놓았다고 생각해 보라. 북극곰은 추운 북극에 가야 가장 활발하게 활동할 수 있게 되는 것과 같은 이치이다. 특히 우리가 복용하는 효소는 일반적으로 우리 몸의 체온 부근에서 가장 높은 활성을 나타내게 된다. 이 효소를 끓는 물에 넣고 푹 삶는다든지 꽁꽁 얼린다면 그 효소가 원래 가지고 있던 기능들을 쉽게 상실하게 된다. 따라서 활성이 높은 효소가 다량 함유되어 있는 신선한 야채나 발효식품 등은 되도록 열과 접촉이 없는 상태에서 섭취하는 것이 좋고, 살균을 위해 열처리를 해야 할 경우 최단 시간(야채의 경우 데치는 정도) 처리하는 것이 필수이다.

다음으로 산도가 중요한 변수이다. 너무 산도가 낮은 식초를 과량 사용한다든지 최근 유행하는 알칼리수를 너무 많이 사용하게 되면 효소의 활성이 아주 낮아지게 된다. 적당한 산도에서 조리를 하는 것이 좋다. 그러나 효소건강식품은 우리 위와 장에서 골고루 작용할 수 있도록 조제되어 있어서 음용수와 같이 섭취한다면 큰 문제가 없다.

일반적으로 짠 음식은 효소의 활성이 아주 낮다. 예로부터 돼지고기를 먹을 때 새우젓을 찍어 먹으라고 하는데, 이것은 새우젓에 포함되어 있는 단백질 및 지방분해효소가 돼지고기를 잘 분해하여 소화를 돕는다는 원리에서 나온 말이다. 그러나 새우젓에는 소금이 너무 많이 들어 있어 효소의 활성을 충분히 내기 어렵다. 물론 새우젓을 만들 때 다른 잡균의 오염을 막기 위해서는 다른 방법이 없겠지만 말이다. 새우젓 이외의 다른 젓갈류도 동일하다. 김치의 경우는 짜지 않게 담가 먹는 것이 건강에 큰 유익이 있다. 짜게 먹으면 효소 활성도 떨어질 뿐 아니라 소금으로 인한 다른 부작용도 겪게 된다.

최소한의 열을 가하고 좀 덜 짠 발효음식을 많이 섭취한다면 우리의 음식문화는 더욱더 웰빙해질 것이다.

〈문〉 효소는 영어로 엔자임이라고 한다. 그렇다면 코엔자임은 무엇인가?
〈답〉 효소의 기능을 돕는 조효소가 필요하게 된다. 효소가 기능하는 데 공동의 역할을 하게 되는 것이다. 그래서 영어로 '코엔자임'이라고 한다.

효소가 영어로 '엔자임'이라는 것은 앞에서 설명했다. 효소는 그 기능이 무척 다양한데, 그 다양한 기능을 수행하기 위해서는 효소를 이루는 단백질 자체만으로는 부족한 경우가 많이 있다. 그래서 효소의 기능을 돕는 조효소가 필요하게 된다. 효소가 기능하는 데 공동의 역할을 하게 되는 것이다. 그래서 영어로 '코엔자임'이라고 한다. 효소의 종류만큼이나 다양한 조효소, 즉 코엔자임이 존재하는데 최근 이슈가 되고 있는 코엔자임 Q10도 그 중 한 가지이다. 사실 CoQ10은 여러 조효소 가운데 한 가지로서 의학용 약품으로 개발되었으나 최근 경제적인 생산방법이 알려져 화장품 및 건강식품의 재료로 널리 사용되고 있다. 일본에서는 CoQ10이 들어가 있는 제품은 없어서 못 팔 정도라고 한다.

우리가 중요한 영양소의 하나로 알고 있는 비타민과 미네랄 등도 넓은 의미에서는 코엔자임이다. 항산화기능을 가진 비타민이 효소와 결합되면 여러 다양한 기능을 나타내며, 칼슘과 마그네슘 등의 미네랄은 효소와 결합하여 효소가 제대로 작동할 수 있도록 만들어 준다.

즉 주요한 역할을 하는 것은 효소인데, 이 효소의 활동을 제대로 할 수 있도록 돕는 물질이 코엔자임, 즉 조효소인 것이다. 얼마 전에 바르는 비타민C가 유행했던 적이 있다. 비타민을 바르면 항산화효과가 높아지고 피부의 많은 활성효소들을 잘 보호해 주는 역할을 하게 된다. 요즘 유행하는 CoQ10도 그 목적은 비타민과 다르지 않다. 효소가 중요한 만큼 코엔자임도 중요한 것이다.

〈문〉발표과정을 통해 생산된 제품에는 효소가 풍부하게 함유되어 있는가?

〈답〉액상 제품은 유통 과정을 위하여 열처리 등을 거치는 경우가 많아 효소가 불활성화되는 경우도 많으므로 제품의 형태를 잘 확인하는 지혜가 필요하다고 하겠다.

현재 효소제품으로 광고하며 팔리는 제품 가운데 액상효소제품이 있다. 그러나 엄밀한 의미에서 대부분의 액상효소제품은 효소를 함유한 제품이 아닌 발효액 제품이다. 즉, 활성이 살아 있는 효소가 포함되어 있는 것이 아니라 곡류 및 기타 기질에 효모를 비롯한 여러 다양한 균을 배양한 배양액이다. 발효배양액이란 미생물이 기질에 붙어 자라면서 그 기질을 분해하여 나온 액체로서, 일반적으로 소화되기 쉬운 형태로 변형된 것이라고 생각하시는 것이 좋다. 쉬운 예로 발효된 김치, 발효된 요구르트, 발효된 식혜를 생각하시면 된다. 이들 음식은 발효의 과정을 거치면서 영양분이 더 소화되기 쉬운 형태로 분해되기도 하며, 숙성이라는 과정을 거쳐 새로운 물질이 생성되기도 한다. 따라서 발효액 가운데는 우리 몸에 유익한 성분을 함유한 경우도 많이 있다. 그러나 발효액은 발효액일 뿐이지 발효액이 효소액은 아니다. 더욱이 액상제품은 유통 과정을 위하여 열처리 등을 거치는 경우가 많아 효소가 불활성화되는 경우도 많으므로 제품의 형태를 잘 확인하는 지혜가 필요하다.

〈문〉 효소를 섭취하기 위해 야채주스나 과일주스를 마시는 것은 좋은 방법인가?

〈답〉 그렇다.

하지만 한 가지 제한 사항이 있다. 야채나 과일을 갈아 먹으면 아무래도 효소나 비타민을 비롯한 열에 약한 물질들이 파괴될 가능성이 높다. 따라서 일반 믹서보다는 열이 덜 나는 녹즙기나 착즙기를 사용하는 것이 좋다. 또 다른 한 가지는 과일이 가지고 있는 당분이 문제이다. 아무리 좋은 과일이라도 많이 섭취하게 되면 지나친 당분의 섭취로 인한 문제점이 발생하게 된다. 일반적으로 효소의 측면에서 본다면 생과일주스보다 생야채주스의 효과가 더 큰 것이다.

시중에서 판매되는 많은 야채 및 과일주스는 대량 유통을 기본으로 하기 때문에 고온에 살균하는 공정을 거치게 된다. 통조림 형식으로 된 것뿐만 아니라 플라스틱 병이나 종이팩에 들어 있는 것도 모두 동일하다. 따라서 신선한 주스를 사서 마신다는 것은 효소를 섭취한다는 측면에서는 불가능한 이야기다. 아침마다 배달되는 녹즙이나 과일즙의 경우도 제조사마다 다른 공정을 사용하므로 제조시에 열을 가하는 살균공정이 있는지를 확인해 보아야 한다. 특히 열을 가하지 않고 제조하는 경우는 미생물 오염의 가능성이 있으므로 청결한 공정이 필수적이다. 그러나 집에서 먹을 경우는 미생물이 자라기 전에 섭취하는 것이므로 손과 기계만 잘 씻어 사용한다면 전혀 문제될 것이 없다.

〈문〉 효소는 소화과정에만 관여하고 몸 속에 흡수되지는 않는가?

〈답〉 흡수된다. 효소가 섭취한 물질을 분해하는 역할을 마치면 대부분 없어지지만 일부 효소는 장의 벽을 통하여 혈액 중으로 흡수되는 것이 관찰되었다.

우리는 학창시절에 효소에 대해 다음과 같이 배웠다. 효소는 화학 반응에 참여하는 촉매로서 반응 전후에 사라지거나 새로 생기지 않는다고. 그러나 실제로 우리 몸 속에 존재하는 효소는 담이나 소변, 대변 등으로 외부로 배출되며 세포 내에서 새롭게 만들어지기도 한다.

효소가 섭취한 물질을 분해하는 역할을 마치면 대부분 없어지지만 일부효소는 장의 벽을 통하여 혈액 중으로 흡수되는 것이 관찰되었다. 이렇게 혈액으로 흡수된 효소는 인체의 곳곳을 돌아다니게 된다. 이 혈액 내 효소는 다시 췌장에 모여 소화를 위한 기능을 하게 되는 것이다. 단백질처럼 큰 분자가 어떻게 장벽을 통해 흡수되느냐고 의문을 가지는 분들이 많으실 텐데 실제로 흡수되는 것과 관련된 많은 과학적 증거가 있다.

〈문〉 생식에는 효소가 얼마나 함유되어 있나?
〈답〉 실상은 생식에 들어 있는 효소의 양이 너무 적은 것이다. 생식에는 효소가 별로 없다.

"휘발유가 타야 자동차가 움직이는 것처럼 우리 몸에서도 탄수화물, 단백질, 지방이 타야만 에너지가 발생한다. 탄수화물이 탈 수 있는 온도는 380도씨나 된다. 그런데 체온이 36.5도씨인 우리 몸을 380도씨까지 올리지 않고도 이들이 에너지로 바뀌게 되는 것은 효소의 작용 때문이다. 효소는 생명의 유지와 성장을 위해 체내에서 음식물의 분해와 소화, 배설, 에너지의 생산 및 몸 구성성분의 합성 등 수백 건의 다양한 생화학 반응을 일으키도록 돕는 촉매제다. 효소가 곧 에너지 발생의 근원인 것이다.

효소는 우리 몸에서 자체적으로 만들어질 수 없고 음식물을 통해서만 몸 안으로 들어갈 수 있다. 그런데 효소의 원재료는 열에 약한 단백질이어서 대부분 섭씨 56도 이상의 열이 가해지면 죽어버린다. 효소가 충분한 식품을 먹어도 가열해서 먹으면 그 기능을 제대로 다할 수가 없는 것이다. 곡식이나 야채나 과일을 열을 가하지 않고 생으로 섭취하는 것이 좋다는 것도 살아 있는 상태의 효소를 먹을 수 있기 때문이다."

이 내용을 살펴보면 제대로 만들어진 생식이라면 효소의 섭취량이 충분할 것으로 알 것이다. 정말 그럴까? 사실은 그렇지 않다. 최근에 판매되고 있는 대표적 생식제품을 수거하여 효소의 활성을 측정해 보았다. 그 결과를 보면 효소의 함유량이 굉장히 부족하다는 것을 알 수 있다. 정말 이상한 일이다. 생식을 섭취하는 이유 가운데 가장 중요한 것 한 가지가 효소를 섭취하는 것인데, 실상은 생식에 들어 있는 효소의 양이 너무 적은 것이다. 생식에는 효소가 별로 없다.

〈문〉 효소가 그렇게 좋다면 약으로 쓰일 수는 없는 건가?

〈답〉 일부는 약으로 사용되고 있다. 현재까지 알려진 효소는 2,000∼3,000여 가지인데 이중에서 약으로 널리 쓰이는 것은 대략 3가지 부류이다.

효소의 기본적인 기능은 소화 기능의 증진을 통한 체질 개선 및 신진대사 촉진이다. 그러나 이러한 기본적인 기능 이외에 약으로서의 가능성을 가진 효소도 있다. 최근 알려지기 시작한 청국장에 포함된 낫토키나제는 식품과 약의 중간에 위치하고 있다고 한다. 최근 연구 결과에 따르면 혈전을 제거하는 의학적 기능이 밝혀지면서 혈류 개선제로서의 역할을 할 것으로 기대를 모으고 있다. 그러나 현재는 건강식품으로만 허가가 되어 있다.

　　현재까지 알려진 효소는 2,000~3,000여 가지인데 이중에서 약으로 널리 쓰이는 것은 대략 3가지 부류이다. 첫째는 소화제로 사용되는 것으로 판크레아틴과 셀룰라아제 등이 소화제로 사용되는 것으로 판크레아틴과 셀룰라아제 등이 소화제의 첨가제로 사용되고 있다. 물론 식품으로 사용하는 효소와는 그 제조공정이 다르다. 다른 한 가지는 염증을 제거하는 용도이다. 항염치료제 및 관절염 치료제로 프로테아제가 사용되고 있다. 마지막으로는 항암 치료분야가 되겠다. 이 경우도 프로테아제가 사용되고 있다. 효소를 이용한 치료를 효소치료라고 하는데, 사람을 대상으로 하는 실험은 주로 유럽에서 이루어져 있다.

〈문〉 유기농 과일이나 채소를 먹는 것도 효소와 관련이 있는가?
〈답〉 관련이 있다. 따라서　효소적 측면에서는 유기농 채소가 최선의 길이다.

　　만약에 독자 여러분이 먹는 과일이 살충제나 기타 다른 화학약품에 오염되어 있다고 가정해 보자. 생화학적인 단계에서 바라보면 살충제는 곤충을 죽일 뿐만 아니라 사람에게까지도 영향을 끼칠 수 있다. 살충제의 성분은 우리 몸 속의 신경전달에 관여하는 중요한 효소인 콜린에스터라제의 기능을 방해한다. 또한 살충제는 과민반응, 신경근육 마비, 시각 문제, 호흡 곤란, 장의 통증, 구토, 설사, 무기력함 등을 일으킨다. 납과 수은 같은 많은 중금속들은 효소의 활성을 방해한다. 살충제와 중금속은 우리 몸 속에서 중요한 기능을 하는 효소들을 파괴하거나 그 기능을 방해하여 우리의 건강을 해치게 된다. 따라서 효소적 측면에서는 유기농 채소가 최선의 길이다.

〈문〉 우리 몸속의 효소량을 증진시킬 수 있는 5단계 방법이란 무엇인가?
〈답〉 다음의 5단계 효소 프로그램을 참조하라.
　효소치료법이 발달한 미국과 유럽에서는 다음의 다섯 단계를 5단계 효소 프로그램이라고 한다.
　1. 독소 제거.
　2. 균형잡힌 식사.
　3. 효소, 비타민, 미네랄 등 건강식품의 섭취.
　4. 몸에 산소를 공급하기 위한 매일매일의 운동.
　5. 긍정적인 생각, 태도.
　아주 상식적인 것인데, 우선 몸의 독소를 제거하고 균형 잡힌 식사와 보충적으로 건강식품을 섭취하고 육체적인 운동을 하며 정신 건강도 챙기라는 것이다. 한마디로 몸과 마음이 균형이 잡혀야 우리 몸의 효소도 균형이 잡힌다는 말이다.

〈문〉 우리 몸의 효소량을 증진시키기 위한 식이요법 요령이 있는가?

〈답〉 있다. 다음의 사항을 참조하라.

식이요법 가운데 해야 할 것과 해서는 안 될 것은 다음과 같은 일반적인 지침을 따르면 된다. 그러나 실천하기 어려운 식이요법이라고 생각되면, 자세한 것은 의사와 상의하는 것이 필수이다.

1. 가능한 한 신선한 과일과 채소를 그 원래의 그 상태로 최대한 많이 먹을 것.

2. 많은 양의 마늘과 양파를 먹을 것.

3. 효소저해제를 함유한 음식을 삼갈 것.

4. 알루미늄 쿠킹 기구들을 사용하지 말 것.

5. 소금을 피할 것.

6. 정제된 설탕이나 밀가루를 가지고 만든 제품을 피할 것.

7. 복합탄수화물, 잡곡, 과일, 채소가 포함된 식사를 반드시 할 것.

8. 신선하게 짠 주스를 마실 것.

9. 지나치게 뜨겁거나 찬 음료, 혹은 음식을 피할 것.

10. 식사는 하루에 조금씩 5~6번 먹을 것.

11. 커피는 피할 것, 대신 녹차를 마실 것.

〈문〉 가장 효율적인 효소 섭취 방법은 무엇인가?

〈답〉 가장 좋은 방법은 효소가 풍부한 채소나 과일 등을 날로 섭취하는 것이다.

착즙의 형태로 섭취하는 것도 좋은 방법이다. 물론 유기농으로 재배되어 농약과 화학약품이 없는 것이면 더욱 좋다. 과일로는 배나 포도, 파인애플, 파파야 등이 좋고 채소로는 토마토, 당근 등 색이 화려한 것이 좋다. 특히 다양한 색의 야채와 과일은 효소뿐만 아니라 항산화제 및 비타민, 식이섬유, 그리고 미네랄의 훌륭한 공급원이 된다.

그 다음으로 발효한 식품을 섭취하는 것이다. 김치, 된장, 식혜 등이 대표적인데, 효소 활성의 측면에서 소금이 덜 들어가도록 담그는 것이 중요하다. 그리고 청국장도 좋은 효소원인데, 오랜 시간 끓이게 되면 효소의 활성이 사라지므로 각별한 주의가 필요하다. 발효의 과정을 겪게 되면 모든 식품은 보다 더 소화되기 쉬운 형태로 바뀌는 것이다. 소금과 당분만 주의한다면 말이다.

다음으로 싹이 난 식물을 선택하여 먹는 것이다. 모든 식물은 싹이 날 때 가장 많은 효소를 함유하게 된다. 우리가 감주를 담글 때 사용하는 엿기름이라는 것도 보리에 싹을 내어 제조한 것이다. 무순이나 브로콜리순 등은 아주 훌륭한 효소원이다.

현대인들의 섭취 편의성을 고려한다면 현재 판매되고 있는 품질 좋은 생식도 좋은 대안이 될 수 있으며, 효소를 함유한 효소건강식품도 좋은 방법이다. 우리의 식문화가 점점 서구화되어 갈수록 우수한 영양분의 섭취가 문제가 된다고 할 수 있다.

〈문〉 우리나라 효소식품에는 진짜 효소가 없다고 하던데 사실인가?

〈답〉 국내에서 효소식품으로 판매되고 있는 제품에는 효소활성이 아주 적은 것은 사실이다. 사실 몇몇 제품에는 효소가 없는 것도 현실이다.

효소 식품은 식품에 식용미생물을 배양시킨 것 또는 식품에서 효소 함유부분을 추출한 것 또는 이를 주원료로 하여 섭취가 용이하도록 페이스트상, 분말, 과립, 정제, 캡슐 등으로 가공한 것을 말한다.

한편 효소 식품의 유형으로는 곡류효소식품, 배아효소식품, 과채류효소식품, 기타효소식품이 있으며 모두 아밀라제와 프로테아제의 활성이 있어야 한다고 명시되어 있다. 그러나 활성의 정량적 기준이 없어 아주 미미한 양이 측정되어도 상관이 없다고 한다. 그래서 그런지 국내에서 효소식품이란 명칭으로 판매되고 있는 제품에는 효소활성이 무척 적은 것이 현실이다. 사실 몇몇 효소제품에는 효소가 없다고 해도 틀린 말이 아니다. 따라서 독자 여러분들은 품질 좋은 제품을 선택하는 안목을 반드시 키워야 한다.

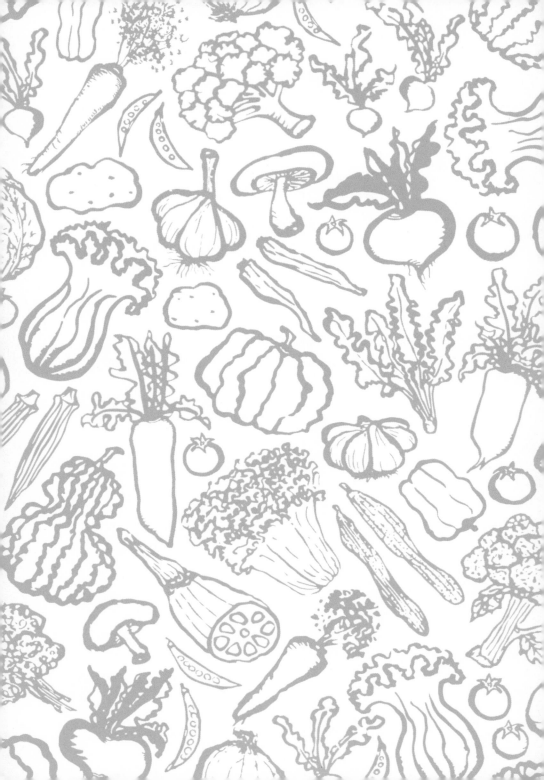